遇见菜根谭

寻找失落的精神家园

周延慧 著

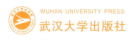
武汉大学出版社

图书在版编目(CIP)数据

遇见菜根谭:寻找失落的精神家园/周延慧著. —武汉:武汉大学出版社,2013.3
ISBN 978-7-307-10449-5

Ⅰ.遇… Ⅱ.周… Ⅲ.心理健康—普及读物 Ⅳ.R395.6-49

中国版本图书馆 CIP 数据核字(2013)第 022534 号

责任编辑:舒 克　　责任校对:王 建　　版式设计:马 佳

出版发行:武汉大学出版社　(430072　武昌　珞珈山)
　　　　　(电子邮件:cbs22@whu.edu.cn 网址:www.wdp.com.cn)
印刷:湖北恒泰印务有限公司
开本:880×1230　1/32　印张:7.75　字数:143 千字　插页:1
版次:2013 年 3 月第 1 版　　2013 年 3 月第 1 次印刷
ISBN 978-7-307-10449-5/R·172　　定价:28.00 元

版权所有,不得翻印;凡购买我社的图书,如有缺页、倒页、脱页等质量问题,请与当地图书销售部门联系调换。

引 言

也许，因为嚼了很多"菜根"之后与《菜根谭》有了不解之缘。还是读初中时就熟悉一句话，"闲看庭前花开花落，漫随天外云卷云舒"，觉得非常有意境，后来才知道它是出自《菜根谭》。

《菜根谭》是明代洪应明先生之巨作，它汇集儒释道之精髓，是修身养性不可多得的经典。取其修身养性的本意，深得"嚼得菜根，百事可成"的启迪，觉得菜根谭之精神在当代生活中应该占有一席之地，精彩人生总是在品尝百味与不断自我精进中逐渐呈现的。

本书是我从多年咨询工作的手记、讲演以及有关杂志上发表的部分文章、短句中摘录整理而成的情感、心理自助锦囊。

上篇是以工作手记为主的短文。力求将心理学知识作深入浅出的讲述，具有心理学科普文章的特征。结合案例的讲述，相信可以帮助很多人寻觅到一条通向情感自助的幽径。

中篇主要解读影视作品中的心理学。好的影视作品可以明心见性。菜根谭机构2009年开始推出特色影视赏析小组，让心理学爱好者通过喜闻乐见、经典影视剧本学习和理解人性。本篇文字力求简约而深刻，学理力求准确而通达。

下篇内容全部来自于菜根谭情感自助俱乐部的工作。其中我编写的"心理自助一句话"，因其简短，并蕴涵了一些心理学哲理，颇受网友喜欢，大家不断转载并鼓励我收录在此。

处在社会急速变化中的人们有太多困惑需要得到澄清，太多的问题需要找到答案。心理学确实是一个有效的助人工具，可是不菲的心理咨询费对中国普通老百姓而言还是十分奢侈的消费。更别提那些五花八门的心理工作坊，天价不说，根本不可能短期见成效！

让"心理学走下神坛，惠及千家万户"，这是菜根谭情感自助机构的主旨，也将我本人的兴趣爱好与事业紧密连接在一起了，幸福生活莫过如此。

对于本书，笔者追求的目标是摒弃晦涩难懂的心理学术语，文字力求言简意赅、学理清晰、实用方便并兼具一定美学鉴赏性。

谨此，对策划人舒克先生的热情帮助表示由衷的谢意！

目录

上篇 情感自助话你知

1. 如影随形话焦虑 / 3
2. 无助感与丧失 / 6
3. 别动我的东西 / 8
4. 神经症之谜 / 11
5. 嫉妒花开也妖娆 / 14
6. 边缘人格的孤独 / 16
7. 黑色的抑郁 / 19
8. 人性中的善与恶 / 21
9. 自虐倾向的探究 / 25
10. 自恋与自恋型人格障碍 / 28
11. 完美人该被炒了 / 31
12. 逃避情绪的背后 / 34

目录

13. 把不好的"分裂"出去 / 37
14. 性与爱的困惑 / 40
15. 未婚先孕的伤害 / 43
16. 当"自我"萎缩时 / 46
17. 谁在操纵你的家 / 48
18. 剩女是伪命题 / 51
19. 为什么要结婚 / 53
20. 给婚姻标个价 / 60
21. 闪婚离婚再婚 / 63

22. 演好妻子的角色 / 67
23. 谁来抚育孩子 / 71
24. 把女孩当花养 / 75
25. 从男孩到男人 / 77
26. 伦理道德压制谁？ / 81
27. 遇到邪恶的父母 / 86
28. 面对生理孤独期 / 89
29. 80后父母的难题 / 91
30. "疯子"的活法 / 94

目录

31. 思考剩男现象　　　／ 97
32. 每一天都准备他要走　／ 100
33. 跟心理医生学说话　　／ 103
34. 痛苦是自找的　　　　／ 106
35. 找回安全感　　　　　／ 108
36. 正视心理阴影　　　　／ 111
37. 贫穷与贪恋　　　　　／ 114
38. 死亡与重生　　　　　／ 116
39. 拒绝"免费午餐"　　　／ 119

40. 人生没有回头路　　　／ 121
41. 行走莫与路为仇　　　／ 124
42. 人只能自我救赎　　　／ 128
43. 安全开放式沟通　　　／ 130
44. 除非谎言很美丽　　　／ 134
45. 成为自己的治疗师　　／ 136
46. 最好的疗愈　　　　　／ 139
47. 心理自助很简单　　　／ 141
48. 快乐的鸟儿有食吃　　／ 144

中篇 影视艺术中的心理学

49. 《黑天鹅》
　　——今天你分裂过吗？　　/ 149

50. 《闻香识女人》
　　——活的意义　　/ 151

51. 《蝴蝶梦》
　　——婚姻中的谎言　　/ 153

52. 《少女孕记》
　　——都是无聊惹祸端　　/ 155

53. 《午夜巴塞罗那》
　　——混乱情感与回归　　/ 157

54. 《迷离世界》
　　——谁是病人？　　/ 159

目　录

55.《沉默的羔羊》
　　——吸引力法则　　／161

56.《源代码》
　　——平行世界启示录　　／164

57.《人鬼情未了》
　　——灵魂的守护　　／166

58.《连环扣》
　　——识别情感危机　　／169

59.《巴黎换换爱》
　　——爱情假面具　　／171

60.《美好的一年》
　　——幸运来自哪里？　　／173

61.《苦月亮》
　　——变态的苦恋　　／175

62.《时尚先锋COCO》
　　——在爱情与事业之间　　／178

63.《为你钟情》
　　——找回你自己　　／182

64.《西西里的美丽传说》
　　——性诱惑　　／187

目 录

下篇 | 遇见菜根谭

65. 对话大楼网"情感菜根谈" / 193
66. 恋爱婚姻必须讨论的十八条 / 200
67. 情感自助每日一句 / 202
68. 菜根谭邀请函 / 236

后 记 / 237

上篇 / 情感自助话你知

1. 如影随形话焦虑

焦虑是种如影随行的情绪，而在焦虑中很容易被我们感受的是分离焦虑。

分离焦虑（Dissociative anxiety）是指婴幼儿因与亲人分离而引起的焦虑、不安，或不愉快的情绪反应，又称离别焦虑。

面对陌生环境与陌生的人，孩子产生害怕和焦虑的情绪也是一种生存保护，它有积极的意义。

然而害怕长大，这可能是分离焦虑的延时效应。即婴儿期的分离焦虑被带入成长后期。

"It mast be terrible to be grown up." 这是新概念英语中 *Always Young* 一篇中总是扮演小姑娘的演员詹妮弗的心态：她觉得长大（变老）很可怕。这种心境或多或少反映了一些小女生（小男生）的真实情绪。

长大意味着不再被照顾，反而要承担责任，意味着要面对更多问题；看到大人们并不快乐，所以"要是不长大该多好"。孩子的内心世界就是这样期待的。

那些不想承担责任的青年，总是希望被人照顾的青年，也是拒绝长大的"孩子"。拒绝长大的"孩子"，习惯待在熟悉的地方，习惯继续享受儿童待遇，有的甚至逃避工作，谁要是打破他的舒适环境，他就会跟谁过不去。

不愿意长大，损失很大。自己没有能力觉察这个问题那真的很糟糕。对一些青年人，往往需要带他/她重新处理早年的分离焦虑问题，另一些人则可能是被过度溺爱的结果。过度溺爱让年轻人失去很多应对困难的机会，于是自卑感驱使他/她躲在内在"孩子"的世界里。

有个三口之家，女儿21岁了，换了两个中专学校也没能毕业，然后躲在家里不出去找工作。还跟同学说："我是含着金钥匙出生的。"言外之意可以不用工作，其实不是这样。父母只是打工一族，有房产两处。他们也快到退休年龄了，希望孩子早些自立。孩子不努力找工作，每次找了工作做不了几天就打退堂鼓。失去了耐心的父母开始整天批评她，于是家庭内战不止。吵架时女儿会摔东西，于是他们认为她精神出了问题，就骗她到了精神医院。医生给出了"情感障碍"的诊断。

在家庭治疗中我了解到这样的信息：父母从小到大不让她做任何事情，只要求孩子学习。孩子学习成绩从中学开始下滑，他们就说考不上高中不要担心，我们可以读中专学校。读了一所中专，不到一年，孩子说不喜欢，父母就帮助她另外换一所……

　　这个家庭让我们看到的是，小时候父母还有耐心，孩子长大了他们就失去了耐心。

　　处理"不愿意长大"的情绪只能从一点一滴开始，而认识它是第一步。父母要陪伴这些"大小孩"再次处理分离焦虑，慢慢面对长大的事实，不再拒绝成长。

2. 无助感与丧失

人生最大的恐惧是对于死亡的恐惧。比死亡恐惧退一步的恐惧当属丧失感了。丧失感就像那些漂浮在我们空气中的尘埃，无所不在。

人的成长几乎一直是伴随丧失感的。丧失感一方面可以让我们独立，让我们变得坚强，另一方面它也容易让脆弱的心灵受伤。

生活中广义的丧失现象俯拾即是：属于你的东西被人夺去；被情人甩了；被友人骗了；职场失意；在家庭中没有地位；被社会所冷落；亲人离世；等等。

职场、情场失意对青年人来讲并不可怕，因为有年轻做资本，有很多机会可以再争取。没有经历这些丧失感，年轻人反倒不会珍惜一些机会。

中年人突然去经历那些残酷的失去，的确是一件令人扼腕的事情。一般人到中年容易处于一个全面透支的阶段，体力、精力、财力不济都是不利于生存与发展的因素。俗语说：少壮不努力，老大徒伤悲。问题是青年人可能努力了，但还是感到失意。今天的世界变化太快，十之八九的失意显得很常态。青年人要不断地学习包扎伤口，甚至还不等痊愈，就该再次出发了。

丧失感引起"情感丧失综合症"值得注意：夸大自己的痛苦、恣意妄为带来的暂时性激扬情绪、以贬低别人获得情感满足、过分强调自身需要等。

处理丧失感的能力如何，决定了个人的主观幸福感。

如果停止再学习，不接受新思想、新观念，受伤了不会自己处理，还不断将自己的问题变成身边人的问题，会让你成为很不受人待见的人。

青年人首先要独立面对无助感与丧失的恐惧，即使寻求支持，也不能完全依赖外援。危机即转机，应该勇敢面对自己的丧失感，并且接受它的存在，在处理丧失恐惧情绪中逐步健全个人的心智。

3. 别动我的东西

很多时候我们自认为某些东西就是属于自己的，内心会自然发出一种声音。"别动我的东西！"这份拥有感就是控制感，它令人感到安全。

控制感与安全感这两种感受与自我感有关，三者互相关联。人的大脑维系健康的感受归根结底只有两种：控制感和被需要感。

控制感是主动的感受，一切自己可以把握的事情都会令人产生控制感。婴儿是天才的控制者，从出生就有很娴熟的求生技能。养育者需要满足他们的控制感（生存需要的满足），哭了要去喂奶或者安抚，尿了要给换尿布，生气了逗他们开心，这就是在满足他们的控制感。

一个从小控制感过强的孩子，很可能是安全感很差的孩子，也是一个十分自我的孩子。这些性格与家庭不良养育方式的不断强化有关。

婴儿靠控制感生存，成人靠被需要感获得价值感。这是养育者与被养育者在潜意识中的默契。适度的控制欲和被控制是人人都需要的。

被需要感通过被人控制来实现。被需要感往往是被动产生的感受，它是主动行为之后获得的感受。被动性获益（继发性获益）就是指我们从无意识的行为中意外得到了好处、好的感受。比如一个人要求工作是主动要求被需要；一个人想建立恋爱关系也是主动要求被需要；一个人主动要求得到性满足的行为也是主动要求被需要。被需要是人生的最大需要。

被人需要给人带来价值感。

人之所以觉得自己有价值，就是因为被人需要，被人需要等同于有归属感。被家庭需要，你会爱家；被社会需要，你会爱社会。所以一个健康的人能够对家庭和社会有所贡献，而家庭和社会也应当让每一个人有价值感。

如果社会不能让更多的人获得工作机会，使得人连基本价值感都失去了，这个社会就会有很大的麻烦。

被需要感也要有个度。

心理学依据一个人是否产生被需要感的强烈程度来判断一个人的受虐倾向。

一个受虐倾向严重的人，人格是有缺陷的。因为他们通过受虐让别人获得"内疚感"，也是他们控制别人的自动心理机制（反之，施虐倾向严重也是一种人格缺陷）。

适当去满足弱势个体的控制欲是一种与人为善的行为，而过度满足一个人的控制欲，那就需要警惕自己的动机了。防止个人无意识行使更大的控制欲以享受继发性获益！

4. 神经症之谜

老百姓搞不懂神经症和精神症的区别，所以一旦被人说"神经病"就火冒三丈。其实神经症又称神经官能症，它不是精神病，两者不可相提并论。但是现实中"神经病"已经被等同于"精神病"了。

神经症与神经病两者之间最主要的区别是什么？

先说说神经症。神经症是常见病，患病率相当高。WHO 根据各国和调查资料推算：人口中的 5%～8% 有神经症或人格障碍，是重性精神病的 5 倍。西方国家的患病率 100‰～200‰，我国为 13‰～22‰。神经症也是门诊中最常见的疾病之一。

神经症的症状复杂多样，有的头痛、失眠、记忆力减退；有的是心悸、胸闷、有恐惧感等。其特点是，症状的出现与精神因素有关。（1）胃肠神经症患者，每当情绪紧张时便出现腹泻；（2）常常自感难以控制本应可以控制的意识或行为；（3）临床呈现出精神和躯体方面的多种症状，但无相应的器质性基础；（4）一般意识清楚，与现实接触良好，人格完整，无严重的行为紊乱；（5）

病程较长，自知力完整，要求治疗。

神经病（精神分裂）基本症状是思维、情感、意志、行为多方面的障碍；精神活动内外不一致；思维破裂，自我矛盾，幻听幻视；自知力不完整，不要求治疗。

综合医院一般设有神经内科。如果医生仅仅安排患者在神经内科（包括心理咨询）治疗，还是很幸运的，说明问题还在神经症的水平。神经症水平就是介于心理问题与精神疾病之间的问题。更通俗地讲就是这些问题高于心理问题，低于精神问题。心理问题，一般做些咨询或者自己调理就可以了。而神经症要复杂一些。也就是处于心理障碍的阶段，这是心理治疗的范围。

以下请你做个判断：

某男，23岁，失学在家一年。

主诉：脾气暴躁，经常与父亲对骂。自述自己不适应工作，所以不肯外出找工作。

一般情况：身体健康良好，无疾病，无精神疾病治疗史。

精神状况：语言流畅，表达清晰准确，无幻听幻视。

反复告诉医生说他父母需要心理治疗，后来又说自己需要看医生。经常上网，但从不玩电脑游戏。

你觉得这个男生可能是精神病还是神经症？（答案见文末）

神经症患者不进行积极自救绝不是聪明的做法。找医生帮助只能帮一阵子，帮不了一辈子。

心理咨询师队伍里，一些患有严重神经症的，都是自己救自己的。他们最聪明的做法是先了解自己的病情，然后积极自救。取得心理咨询师资格证是个幌子，自救是真。自救成功了，也有资格"救人"了。如一个患了十年强迫症的人，后来成为心理学老师，帮助了很多强迫症患者。

我曾经跟一个被几家医院诊断为"偏执型人格障碍"的女性说："你完全可以带着症状生活，边工作，边治疗。"五年了，她对自己"病"的认知不断完善，生活适应进向着好的方向在变化。

因此，神经症并不可怕。　　　　　（正确答案：疑似神经症）

5. 嫉妒花开也妖娆

"羡慕嫉妒恨"成了流行语。五个字,三种情感,反映了人的本能。心理学家常常告诉人们"没有不好的情绪",此话当真?

的确,任何情绪都是好情绪。情绪是人类的高级精神活动,每种情绪都对应了一种功能。比如"羡慕"某人的优秀品质,你可能去模仿被你羡慕的那个对象,学习他的一些行为特点。"嫉妒"的情绪比较复杂,对于某个人你既有认同,也有不认同。认同的方面,你会努力自我精进;不认同的部分你自然会摒弃它。人为什么会嫉妒?因为被自己嫉妒的那个人与自己一定有联系,即他/她一定是在你生活圈内对你发生影响的人。人不会去嫉妒一个素昧平生的人。正是因为他人拥有一些你很想拥有的东西,因为他人拥有了,可能直接影响了你的需求。比如一个同事特别会迎合领导,所以本来你很想去做的工作,领导派给她了,论能力,你比她强,此时你会心生嫉妒。

至于"恨"意,往往是过激的情绪。我们如果十分痛恨某人的某些行为,你绝不会去做那件事,这时恨的情绪具有正面力量。

恨的情绪如果在战场上就更有积极的意义，恨敌人可以激发士气。

嫉妒的情感即使在当下的生活中，也因为有很强的导火线作用，因此主张要重点监测它。

为什么会嫉妒别人？别人哪些地方妨碍了你？抑或是自己哪些方面不如人？为什么一定要以嫉妒的心态对待呢？建设性的态度是什么？当嫉妒情绪泛起时，问自己几个这样的问题，也许答案就出来了。

非理性的人，具有反社会人格障碍的人，嫉妒情绪会导致很严重的自伤、伤他事件发生，尤其值得防御在先。

化解自己的嫉妒情绪除了问自己以上几个问题之外，更迅速的方法就是立刻转向关注自我情感。

这个世界不太平，是因为人心不太平。每个人都指着对方的鼻子，看着别人的钱包。民族之间、团体之间、个体之间充满了敌对与抱怨的声音。

嘴巴不要太犀利，手不要伸太长，屁股不要坐太歪。讲点公道、厚道、人道。

当我们根本无法改变世界的时候，那就关注自己选择的事情，把自己的事情做到极致就好。

将嫉妒轻轻地放下，将精力放在自己的事情上。

6. 边缘人格的孤独

曾有报道指出：美国有近 30% 的青年被怀疑有"边缘人格"障碍。此话着实吓了我一跳。

什么是"边缘性人格障碍"？请对照以下几条：

（1）情感不稳定或反应过激，并且情绪突然间摇摆不定，可体验到强烈的心境低落；激惹焦虑，持续仅数小时。

（2）不顾后果的冲动行事倾向，有些无法无天的行为表现。

（3）缺乏预见和解决问题的能力。

（4）缺乏对挫折的耐受性。

（5）不自主的采取自我伤害的行为：暴饮暴食、自杀、滥用药物等。

（6）某些人存在自我形象、目的性和个人偏好（包括性偏好）不清楚或紊乱，并且伴随长期空虚感。

（7）引诱别人，使得周围人际关系混乱（如说些破坏人际关系的话）。

边缘人格因为心理痛苦有卷入强烈而不稳定的情感关系的倾向，比如性混乱。还会有身体的痛苦，比如呕吐、呼吸困难感等各种身体不适症状等。

案例：某男，25岁，研究生休学一年，有三个哥哥，父母不和

主诉：胃痛、失眠近一年

体检：各项指标均正常

精神检查：语言流畅，思维连贯，自知力完整；有时闪烁其词，眼神躲闪

从咨询中了解到：该男生因为一度出现抑郁，不上课，不跟同学来往，不修边幅，被老师要求休学。他不喜欢所读专业，回家后与父母关系很糟糕，父母不理解他，还总是批评他，他跟大家生活规律不同，早睡晚起，不愿意帮助母亲做事，被父亲骂时会动手打父亲。一次竟然拿着菜刀要砍父亲，被家人送往精神病院，诊断为"边缘性情感障碍"。

医院处理：住院一个月，给予药物治疗，后本人坚决要求出院。

不能坚持服药，同意接受心理咨询帮助。

咨询后半年复学，现在已经毕业。但是一直不想找对象。

处理的原则：（1）不想治疗就不要给予治疗。

（2）有改善愿望，就是治疗时机到了。

（3）确定治疗原则和治疗目标。

（4）需要坚持咨询一年以上。

（5）以改变人格为目标才能根本好转。

7. 黑色的抑郁

"有一刻有种死亡感袭来，是心里突生的厌倦：厌倦生活中的纠结情绪，厌倦欲望滋生，厌倦挫折感。似乎愿意死亡来临，好让痛苦感终结。"

这段心情记录的就是抑郁的情绪。著名影星张国荣先生生前没留任何只言片语，如果留了想必跟以上的情绪有很多类似。

抑郁情绪大家应该不陌生。考试失利时、情场失意时、孤独时、生病时、被误解时，在这种糟糕的境遇下，情绪好像临界冰点了。

当你不由自主的大开口戒，疯狂购物，大门不出二门不迈，变得不修边幅，对一切都失去了兴趣……请注意，这些都是抑郁症的信号。

哪些人容易出现抑郁情绪呢？很多资料显示，抑郁不分年龄、阶层、性别，甚至一些低龄者（小学生）也被它侵害。

这里特别指出一类被父母投入高期望值的子女，他们是抑郁症的易感者。一些收入丰厚，事业有成的父母，无意间让孩子感觉一事无成！父母过多的干涉、过多的照顾、过多的给予，都让子女感到自己"软弱"、"无能"。表面上看，这些子女衣服光鲜、生活富足，可是他们的内心世界很孤独，他们很怕自己令父母失望。2006年8月8日的一份参考消息指出：这类家庭中的孩子患上抑郁症的比普通家庭的孩子高出2～3倍。

身为这些孩子的家长，要多与子女谈论他们的想法，注意让他们表达真实的情感，而不是紧紧盯着目标、学业；不能处处监控孩子，不给他们活动空间，更不能代替孩子做决定，剥夺他们学习处理复杂事务的机会。

接受孩子的差异性，允许孩子平凡，甚至比大多数人平庸，真正把健康快乐当成一个成就指标贯穿于教育理念当中，这一点社会做不到，家庭可以做到。

警惕抑郁这个黑色杀手。

8. 人性中的善与恶

人性有多面性，一面是善良的，一面是邪恶的；一面是刚强的，一面又是软弱的，我们称之为多重人格。

多重人格不同于分裂人格。前者是指人格的多样性，后者是一种人格障碍性疾病。每个人都有多重人格，其中有主人格和次人格之分（次人格也叫子人格）。主人格是个体在常态下自动启动的思维、情感、行为模式。次人格的出现也许可以解释成"一种应激反应"模式。比如：教师应该保护学生，而汶川大地震时，身为教师的范跑跑不顾学生跑了，这次"跑"就是他的次人格。

阅读了网上的一篇文章《我是一棵无人知道的小草》，觉得小草多重人格的特质很是凸显。

我是一棵无人知道的小草，我生长在马路边，常常观望汽车和行人经过。虽然同伴众多，但我们都很陌生，因为我们没有语言，无法沟通。风来了,我摇晃着纤弱的身体;雨来了,我便垂下卑微的头。所以人类给我戴上了一个神圣而又庄严的帽子"墙头草,随风倒"。我无奈,我愤怒,却无能为力,只有默默地承受着,因为我只是一株平凡的小草。我很无助,我很悲哀,我不能忍受人类和动物的践踏和吞噬,但我却无能为力。我向往大树的挺拔,玫瑰的娇艳,蒲公英的自由,但我深深地知道,我只是一棵无人知道的小草。

我们孤独,我们寂寞,每当狂风呼号,暴雨倾泻的时候,我总默默地吟诵"离离原上草,一岁一枯荣,野火烧不尽,春风吹又生",来慰藉被岁月河流冲淡的那种坚强与勇气。于是,冬天过后,我们依然青翠。

我是一棵无人知道的小草,在我生命的长河中承载着我太多太多的梦想,可是我清楚地意识到,我只不过是一棵平凡的小草,白天我守望着火红的太阳,夜晚我仰望着美丽的星空,也许这就是我生命的全部。

我生来就没有妈妈,传说春雨是妈妈的眼泪,于是我渴望春天,每每大旱,我们本来柔弱的身体就开始变得枯黄,这时,妈妈流泪了,她用泪水滋润着我扎根的那片贫瘠的土地。

我评"小草":

小草的自卑缘起

小草没有妈妈——这是早年的创伤,为小草的命运平添几分沧桑。临床上大多数严重心理疾病患者都有早年的心理创伤。

小草的软弱性格与它没有语言、不能沟通、被孤独感所包围有关。当它受到践踏的时候它很愤怒却无能为力。

小草要么是感觉太差,要么是自卑到不敢与同类学习交流,所以小草给自己合理化的解释,任凭语言缺陷继续存在。

小草的受虐倾向与多重人格

小草向往大树的挺拔,玫瑰的娇艳,蒲公英的自由,却深深认同自己只是一棵小草,所以强制自己默默承受。甘愿向人类的践踏行为、向自然界的暴风雨低头,呈现的是小草的强迫症倾向与受虐倾向。这也是小草的防御机制。

小草诚实善良可爱,更优秀的品质是不嫉妒大树和花朵;但是小草未必一定需要容忍别人的践踏。知道坏人来了,你可以跑,你可以躲到地下去。

小草的角色认同

小草的多重人格整合机制发展得还不错，所以小草没有出现人格分裂。这是它能生存的一个基础，也是最基本的心理健康存在——小草自知力完整。她知道自己是谁，默默承受，给一点阳光就灿烂，有着顽强性格。

小草的性压抑

遗憾的是小草的多重人格特质并没有得到合理开发，人格发展水平（情感智力水平）始终停留在口欲期阶段。行为表现也停止在低幼阶段，有很多性压抑的表现。

小草性压抑的结果表现在行为高度退化，放弃成长和探索的最大实践。向世人说，我只是一棵无人知道的小草，像一个拒绝长大的孩子，觉得成长很可怕，还是待在原地不动最安全。

小草，其实你可以尝试跟着风一起飞，跟着车轮一起跑，跟着大树一起生长，还可以混入泥土化为肥料，等等，可以做无数可能性的实践活动。小草，世界给你的路可不止一条！

9. 自虐倾向的探究

您是否记得儿时玩的躲猫猫？这就是有名的"去/来"（fort/da）游戏，后来成了精神分析史上著名的模式。有学者认为这是自虐的基本形式之一：先自我制造一个被舍弃被厌恶的状态，暗自咀嚼其中的痛苦刺激，同时期待破镜重圆的巨大幸福感。

比如某人因为情感受伤，突然离家出走，心里其实很期盼爱自己的那个人快点出现；我们急于完成某件事情，看书、写作、手工编织、加班加点苦干，然后享受事情结束时带来的心身愉悦感！在成人的世界里，自虐的方式可谓千奇百怪。工作狂、施虐狂、学习狂，凡是与狂沾边都带有自虐性。比较典型的就是蹦极、赛车、登山、走沙漠这些极限运动了。极限运动也可以被理解成通过巨大的恐惧转移对痛苦事件的注意力或是通过体能的疯狂耗损尽情发泄情绪。这些自找罪受并且乐在其中的运动都是自虐情结。自虐行为本身不构成自我伤害也无可厚非。没准，自虐情结还是高效能型个体的成就要素呢。很多有特殊能力的人都有自虐倾向。王石就是登山爱好者，马云也是工作狂。他们所具备的极强的克服困难的力量与自虐情感不无关系。

　　当然，自虐倾向也发生在另类特质人群中。美国心理学家彼特认为：世界上大概有一半人具有自虐倾向，他们觉得自己浑身都是缺点，事事与愿望相违背，丧失自信心，心甘情愿让别人压在自己头上。自虐的人不愿敞开自己的心扉，一些人是知道自己有自虐心理或自虐倾向的，他们不会向他人透露自己的心声，有些人担心他人知道后会笑话或是不理解他们的做法，遭到他人的异议。因此，他们总是在默默承受着自虐带来的"不快感"。这是一种不良的心理状态。

　　自虐有躯体自虐和精神自虐之分。自虐者多数对自己不认同，有对自己进行惩罚的意思，并且用其他的方法很难摆脱，自虐让他们获得的是精神上的快感。

　　可以说：自虐是人的本能。有些民族有集体自虐情结，比如发生大规模集体自杀事件的伊斯兰教徒、日本的武士道，这是自虐的另一个极端——自我伤害。

　　倾诉会让你彻底摆脱自虐。

　　一位经常自虐的网友在网上发表帖子说，"当精神自虐尚不能得以解脱当下的痛苦时，肉体就成了连自己也讨厌的行尸走肉，于是就折磨自己的身体，用酒精麻醉神经，用烟雾熏黑肺部，用饥饿折磨肠胃，用疯狂熬夜销蚀神形，除了吸毒，十八般酷刑无不用其极，只恨自己为什么还不死"。

有自虐心理的人有时很痛苦，想及早摆脱这种自虐心理。

能够彻底摆脱这种感受的方法是提高自己的自信心，凡事都不要苛求自己，要学会客观、全面地分析和看待问题，更重要的一点就是要学会与人沟通，把自己心中的困惑、不满都向他人说出来，宣泄出来，就能够避免自虐心理和自虐倾向的发生。

有自虐倾向和自虐心理的人并不那么可怕，不要封闭自己，当一个人无法摆脱这种心理时，一定要及时就医，在医生的帮助下是完全可以摆脱这种不良心理状态的，不必讳疾忌医。

10. 自恋与自恋型人格障碍

菜根谭自助小组曾经读过一本书《自恋》，书中开篇明义点了自恋七宗罪：（1）羞耻感丧失；（2）魔力幻想；（3）傲慢；（4）嫉妒；（5）优越感；（6）自私自利；（7）界限模糊。

人不自恋怎么活？所以更精准的提法应该是"自恋型人格障碍"比较好。

自恋的由来：

幼儿的无所不能感是自恋的雏形。如果婴幼儿没有这种全能感，他们将不能发展出自我探索的能力。养育者理应帮助孩子建立健康的自恋情感。

一岁半的男孩潇潇，看见爸爸将桌上漂亮的台灯一拨，台灯亮了，他很兴奋，于是他也学着爸爸去拨那个开关，爸爸没有阻止儿子，而是握住台灯底座，让儿子自由摆弄，直到儿子自己可以熟练地打开开关。之后每晚，潇潇都示意大人抱着他去打开台灯，这成了潇潇的一件很上手的工作。

在大人不断地鼓励帮助下，孩子感到自己有能力掌握一些东西了：比如学会了滑冰，学会了干家务，作业完成得很好……他们开始喜欢自己的各种能力，这就是自恋的开始。

自恋与自信是孪生姐妹。自恋让我们建立起基本的自尊感。自恋者会在乎自己的工作完成得是否符合公司的要求，也会在乎自己的形象是否对得起自己和观众。

自恋型人格障碍则是沿着一种不切实际的自我中心情感的错误方向去发展的结果。

我接触过一个中年男性，他无论遇到谁都会在五分钟之内向你提及他去过的地方，炫耀自己多么的有见识、有地位。有很多人都跟我谈起他的毛病，不喜欢被他"控制"。还有一个父亲，要求孩子必须把房间整理得像军营一样干净。你知道他们是如何形成这些障碍的吗？他自己从小无人关注，放任自由，当兵提干后，优越感加剧，到了地方工作，一直不适应，他们的自恋型人格障碍就成了他们的自我保护伞。

这种人极其敏感，不能接受自己不如人的事实，绝对不能忍受别人的批评，哪怕别人只是轻轻地说了一句"你怎么做的"，他都会痛苦死了！凡事都要自己说了算，上级的指令在他那里一定被打折扣，下级的话更是不当一回事。

他们都戴着一个厚厚的盔甲，感觉"我是最好的"，并且很少真正喜欢别人，他们只是喜欢自己。

身陷一群自恋者之中的你根本无法自由呼吸！他们需要被高度关注、赞扬和接受……

说到这里，我们不免升起一丝同情之心。因为他们实际上是行为退化的孩子，是全能感没有得到正确指引的孩子。他们希望世界还是他们小时候的样子。

自恋型人格障碍的家长培育的孩子或者过于娇惯的孩子，长大后就是戴着一张成熟面孔出现在我们面前的孩子。

他们人不坏，他们很聪明（不然不会被父母所娇惯），他们渴望被爱。但是他们用以召唤爱的信号出现了偏差，干扰了他们周围的人接受这些信号。人们看到的只是他们的自私自利、他们的傲慢无礼，可是心里头，他们比任何人都渴望被承认！

无知者无罪，知而不改者有罪。找到自恋型人格障碍的源头，一点一点修补心灵的黑洞，工程浩大，但是绝不可以偷工减料啊！

11. 完美人该被炒了

美娟是个小头目,负责公司的对外宣传,她的助理负责出文案活动策划。每次审文案,她觉得其中一个标点放的位子不对就会要求助理自己查问题。她说不能让下属养成依赖的习惯,必须得他们自己改,改到她满意为上。

生活中她也是个很自律的人:从不占人便宜,守时,守承诺。她认为自己能做到的事情,别人也应该要做到。

因为同事经常做事达不到她的要求,她不断要求老板给她换人。最后谁都不敢跟她一起共事。大家都说她是个能人,可是能人咋就这么难当呢?

对于追求完美的人,心理专家是怎么解读的呢?

过于追求完美的人有强迫症倾向。他们容易紧张、高焦虑、做事刻板、处事不灵活。他们骨子里是对自己不满意的,因此对自己苛求也对别人苛求。在处处要求完美的情绪影响下,他们不断地自我加压,生活单调,不喜欢与人交往,孤家寡人。他们心里处处设防,不信任别人,因为总是担心别人超过自己。他们也是以自我为中心的人，靠个人努力以绝对的技术优势满足自尊。

追溯他们的早年生活环境，不是有严厉的父母就是有自私不关心孩子的父母。孩子认为只有自己足够好，才可以在这个家庭获得安全。所以他们从小就刻苦努力，以此换取父母的欢心，他们害怕父母对自己失望，在这样的家庭长大的孩子，内心是很挣扎的。他们的自卑以理想化自我的防御机制呈现，这是他们的人格模式。

如果身边有一个这样的人会很令人感到自危，因为他们挣扎的内心无时无刻不在投射，而你的感觉正是当年他们的感觉。

完美主义者往往存在认知偏差，认为自己最好，认为自己必须很好，否则，他们会不开心，会焦虑。他们不让自己松懈，也很少快乐。对下属工作十分挑剔，他们不允许团队里出现自由分子，一切必须按照规定。他们的敬业精神很少有人相比，因此很得上级信任，同时暗中得罪了同仁，埋下了不愉快的种子。

完美人格只是对自己的要求，这样的态度不会给别人造成压力。他们会低调地做事，能够觉察自己所在环境中的气氛，因为不张扬，很少给别人攻击自己的机会。他们会优雅地工作、生活，尽可能让周围的人感到放松——其实是他们自身的放松状态影响了环境。他们做领导，也会指出你的不足，但是因为态度诚恳、循循善诱，不会让你感到很难堪。他们很自信，不担心被人超越，甚至很欣赏那个可以超越自己的人，他们不在乎位子、票子，似乎更在乎享受自由的心境,可以很好地跟人相处。

　　世界上没有完美的东西,完美主义者只会令自己自卑与失望。真正自信的人是追求人格完善的人,而不是追求完美主义的人。

12. 逃避情绪的背后

生活总是对人们提出没完没了的难题，无论你喜欢与否，开弓没有回头箭！生命也一样。生活是一场考试。不是考信心便是考耐心。

可是明知没有回头路，很多时候我们还是不经意地选择了停步，选择了逃避：不再为生活制定目标；不再主动迎接变化；习惯性地待在自己营造的舒适环境里，做事拖拉，喜欢依赖别人；总是指望别人给自己提供更多帮助……

李阳很想出国读研，马上大四毕业，眼看着同学都在复习功课备考，他却迟迟不动手准备，一种声音对自己说：应该开始了；另一种声音却说：过一阵子吧。

芊芊不喜欢眼前的工作，这是她三年里换的第四家公司。她知道自己想要什么样的工作，但是那样理想的工作却要培养新的技能，可现在每天上班都有很多事情要做，下班就累得不行了，哪有时间开始新的学习呢？

不难看出，李阳和芊芊都出现了逃避情绪。

逃避情绪的背后

大家知道趋利避害、追求快乐是人的本能。这种本能很多时候让我们避免了各种麻烦和危险，这套自动生理、心理、行为的联动机制就好像是消防部队一样构成了对人类的天然保护系统。

可是一旦人类习惯性地安于快乐，缺乏在和平状态下的自我训练，结果会是什么呢？就是消防系统失灵了，无法应激，等于安防系统自动毁灭了！

逃避现实、逃避做困难的事情为什么反而会导致安防系统瘫痪呢？原因就是过于寻求快乐，不思奋进，违背了大自然不进则退、物竞天择的不变大法。这个生存法则说明，一方面我们应该庆幸我们天生拥有一条自动保护机制，另一方面，我们不能在心理上安于现状。

哪些人喜欢逃避呢？（1）自律性差；（2）意志力不够；（3）性格软弱；（4）自卑感较强；（5）有依赖习惯。

还有另一种情况值得注意：就是目标定得过高，不容易达成，自觉不切实际，所以内心会滋生恐惧情绪，于是下意识地选择了逃避！这样的人，不是不想努力，只是现实能力与目标差距太大，只要重新调整目标，制定出切实可行的方案就可以开始行动了。

由于习惯不好产生的逃避情绪，只能更加令自己陷于不利的境地。

生活就像一场考试，缓缓答题也罢，一口气交卷也罢，总有一种符合你性情的活法，去找到它，选择上场莫退却。上场的玄妙之处不仅仅在于一定会有越考越好的感受，还在于你发现自己仍然有勇气每天走上考场！生活只会奖励勇敢的上场者。

13. 把不好的"分裂"出去

接了一些疑似"精神分裂"的案例，又在精神科病房见到了真正的精分（精神分裂简称）患者，才使得我对于两者的区别有了深刻的认识。

不看不知道，看了吓一跳。"精分"居然青睐二三十岁的青年。想想也是：青年人思维活跃，活动空间大，遇到生活难题处理起来经验不足，如果个体又有易感因素，那么被侵害的几率会比较高。

正常人也有精神分裂的片刻。比如我们会突然走神了就是出现了心身分离状态，与周围的人、事突然不能对接了，不能应对当下的活动。有时我们也会自言自语说些别人无法理解的话；有时我们也会把别人当空气，陶醉于某个遐想中洋洋自得……这时你正在将自己不想要的东西分裂出去。

正常人一样会出现精神分裂的情况。为什么呢？因为我们本能地具有分裂的基因（DNA），只是没有成为显性遗传基因而已。换句话说，分裂基因没有被环境激活而已，或者说我们的阈值偏高，不容易被激活，我们很侥幸地成为不易感人群而已。

关于精神分裂的标准诊断在本书"疯子的活法"一篇中有叙述。这里再次描述几个症状：思维障碍、思维过程缺乏逻辑性、精神活动出现内外不一致、认知功能损害，可以伴有幻觉、妄想（对此并无认识能力）、情感障碍、意志行为障碍。

丽丽，25岁，外出打工回家后，不肯出门，家人发现她常常发呆，时常自己傻笑，于是将她送到精神病院。初步诊断是"情感障碍"、"疑似精神分裂"。

小刚，30岁，已婚，一次与人争吵，大打出手，将对方眼睛打成了视网膜脱落，被单位强行送往医院，诊断为"双向情感障碍"、"精神分裂症待查"。

他们的易感因素是什么？

丽丽的情况是这样：她出生在武汉，五岁时母亲又给她添了一个弟弟，可是弟弟身体不好。丽丽自幼聪明好学，因为父母文化程度不高，特别娇惯这个宝贝女儿。丽丽在家什么事情都不用做，大专毕业顺利应聘到北京一家公司。她性格偏内向，不喜欢与家境贫寒的孩子打交道，有时候为一些家庭琐事父母会责怪她，她会说：你们这么没文化还管我？由于在外地工作，她很少跟家里交流什么，直到回到武汉。可见她跟家里父母关系都不好，在社会上也缺乏朋友。

小刚出生在河北农村，考上一所名校，毕业后在大城市工作、结婚、生子。一向很自负的他也是个十分聪明的人，喜欢读书，性格古怪，爱跟人争执。他不喜欢所在的单位，认为那里限制了自己的能力，这使得他脾气更加不好。他的梦想是做个科学家，现实是，他只是普通技术员。他经常阅读一些谁都不懂的东西，像超分子物理学、空间物理学、玄学、神经学之类。因为不满现实生活，他总是显得郁郁寡欢。

精神分裂特质的人都是些神经敏感的人，一些高学历者还具备学者气质，他们很难信任人，内心孤独，如果不能很好地与人交流，陷入奇想、幻想当中不能自拔，这些优点也会成为致病因素。

14. 性与爱的困惑

性与爱的教育真就如同两股道上跑的车,一正一反相去甚远。性文化被低俗化的倾向愈演愈烈不说,爱的圣坛也被笼罩上一层不阴不阳之光,显得凄凄惨惨。

性与爱何去来兮?青年人的困惑有两点:(1)性爱很难满足;(2)性与爱为什么会分离?

价值观问题不是简单教育可以奏效的,个人的成长背景、情感经历决定了个体今天的性爱观。但是70后、80后的思想观念转变之迅猛,有时候也令他们自己感到诚惶诚恐。无论你是否同意性与爱的分离,分离都是客观存在的!在性的问题上,人类的理性总是摇摆不定。对性的迷惘,是科学性爱教育的匮乏所致,还是性的本能驱动力过于强大?这又是一个天才也感到难以回答的问题。

现实问题不外乎几点:早恋、婚外情、非婚同居、手淫与避孕等等。这几点认识清楚了,可以帮助很多人度过漫长的青春期与情感孤独期。

对于性与婚姻观的多元取向已经给世人打开了一个更加符合人

性的大门，婚前性行为不再遭遇道德的责难了。恋爱产生了激情，自愿同居是可以被理解的，只要当事人有能力承担相应的后果自我接纳就可以了。至于手淫只要不是伤害自己和别人的行为，其实是很安全的生理满足方式，不值得大惊小怪。使用避孕套等于是给彼此健康上了高额保险，其意义非凡。

特别提提非婚性的问题。有一个数字也许值得情侣注意：很多调查得出的结论显示，不同时期，每一个成年人平均有四到五个性伙伴。以这样的乘方演算下去，意味着理论上每个人间接的性伴侣达百位之多，也就意味着每个人感染性疾病的风险增大了许多倍。这也是非婚性的风险之一。

很多时候，性的确与爱无关，仅是生理本能需求。搞清楚主要满足了谁的需求？被满足者要给对方充分话语权！所以与性有关的问题还是回到了亲密关系的对话层面。协商—行动—再协商，只有这样的尊重，性活动才不会破坏自尊，破坏美感；这样的尊重带给心身更多欢悦感，同时极大地丰富两性的精神世界。

另外，两性由于生理结构差异，女性在选择上有更大的主动权。一些表里不一、动机复杂的人，会利用这一点将性变成交易。这是性与爱分离的又一佐证。

性权利、性享受、性心理健康应该是一体的，性与爱在最交融的状态中才最舒适、最美好、最令人感到幸福。所以性可以与爱分离，但是真正的性爱合一不啻是上帝给情侣最好的礼物。

性与爱不可能长久分离。因爱而有性，因有性而更爱。伴侣之间要懂得男女对于性的态度、理解、感受能力的差异，避免人为将差异扩大化，就可以在两性关系的伊甸园播撒更多的鲜花。

15. 未婚先孕的伤害

未婚先孕始终是一个沉重的话题，沉重到女性为之付出的代价是男性根本无法弥补的，沉重到一个错误的信念可以令她们毁灭自己。所以重新审视自己对于性的信念，做好心理预防工作很重要。

读研二的妮跟已经工作的男友同居不到半年就意外怀孕。她知道自己无论如何不能要这个孩子，她不敢跟妈妈说这件事情，因为妈妈一直不同意她找的这个对象：他家住农村、父母高中文化，还有兄妹。而她是独生女，父母都在县城上班。

她也不想跟男友说，因为他不会同意她堕胎。妮自己顶着风雨去了离自己最近的一个私人门诊做药流，没想到，不成功，又去做了刮宫术。之后她便抑郁了，常常独自哭泣，身体很弱，不能安心读书，于是她便吞了几十颗安眠药，幸亏被邻居发现……

薇薇读大二，跟男友周末同居，一次不想带避孕套，就那么巧地怀了孩子，她跟男友一起去做了人流。手术后男友要求发生性关系，她很愤怒，于是跟他争吵，男友也生气了，就不理她，她打电话男友也不接，于是她割腕自杀未遂又吞安眠药自杀，幸好被及时发现……现在男友要跟她分手,她再一次自杀,又再一次被救。

未婚先孕对女生影响很大。身体受伤不说,情感更受伤。

女性的母性色彩,决定了她们很容易在孩子被流产这件事情上长久纠结,她们会自责、内疚,还有的会精神失常。如果男性不能给予她们更多的理解和关爱,让女性觉得自己成为男人的一个玩偶,那么今后她们对婚姻、对爱情的看法也是负面的。

那些在原生家庭被忽略的女性,以及从小有被虐待经历的女性,更是将性与爱情放在一起。她们绝不接受一时的鱼水之欢,她们需要男生给她们承诺,给她们婚姻。这样的希望固然很美好,但是请问一下自己,在学生阶段的恋情有多少可以走向红地毯?

女生当觉醒。从自我保护的立场,女生也要更新观念,性是可以跟婚姻分开的,其次是在性诱惑面前坚持采用避孕措施。

回到前述案例需要深入思考的是:妮打掉孩子潜意识中是否也是对自己母亲的认同呢?认同母亲对自己男友的不认同。换句话解释,她的堕胎行为,她不让男友照顾自己,也不告诉妈妈是为什么?如果仅仅是想避免让母亲伤心,那妮就大错特错了。以她和母亲的关系来看,母亲是很爱她的,也最不愿意女儿受伤害。当自己有困难时,首先要敢于向最亲近的人求助才是正确的做法。

薇薇的不幸也有一个根源。她从小被父母送到奶奶家,跟父母没有感情,也不信任家庭,因此被抛弃的感受、恐惧成为了她人格的一部分。她反复自杀是向男友发出的"请别抛弃我"的呼救。这是她需要修复的心灵创伤。

　　应倡导安全性生活，以防止未婚先孕的悲剧发生。

16. 当"自我"萎缩时

"我为自己的过去感到羞愧。因为过去我只会迎合老公，迎合身边所有的人，我从不会说"不"，也从不想独立处理问题……"这是电视剧《女人的选择》中叶静宜的表白。这段表白是对自我感缺失者的准确心理画像。

"自我"是精神分析人格理论的一个概念。自我、本我、超我构成了该理论的人格框架。如何解读这个框架的功能呢？

本我像强盗，什么欲望都想立刻满足；自我像安全员，通过监测安全的可以通过；而超我像警察，无论见谁都想这个是不是一个罪犯？

本我是婴幼儿心理发育阶段主要的结构成分。这个结构保证一个正常儿童获得生理欲望，这是儿童的生命资源与心理发展需要。

自我是儿童从低幼发展到成年的过程中，逐步学习处理原始本能冲动而建立起来的成熟心智结构。

超我是成年人过于刻板、理性化的心理特征。

自我感缺失的成年人从心理发育来看，他们尚属幼稚型：依赖

当"自我"萎缩时

性很强,他们不知道自己是谁,非常在意别人怎么看自己,总是依照别人的期待生活。没有能力承担责任,生活中也没有明确的目标。

那些从小不被鼓励的孩子,没有受到独立自主训练的孩子,长大后很容易形成这种自我感缺失的人格特质。

激烈竞争的社会不会给自我感缺失的人太多肯定和机会。这些人也很容易被人操纵利用,一旦激发了他们内在的愤怒情绪,他们就会走向被动攻击的方向,给自己的人际关系带来无尽的麻烦。

自我感建立的基础是什么?是自爱与自尊。自我感健全的人有明确的界限,自己应该在哪个位子,应该做什么,他们一清二楚。自我感功能健全者,会合理地安排自己的生活,接受自己是他们无与伦比的智慧闪光点。如果是自己的事,就将事情的进程控制在可控范围内,不盲目追求速度。如果是合作的事,就将责任划分清楚,做完分内之事就好,有余力再去操心别人的事。

你的"自我"萎缩了吗?自我感不够的朋友,曾经丢失了自我感的朋友,请再次出发踏上寻找自我的道路。即使本我、超我会阻扰自我的觉醒,但是觉醒就像你体内的睡狮,一旦觉醒就势不可挡。

17. 谁在操纵你的家

每个家庭都有真"老大"。

"我感觉自己是家里最不受欢迎的人。我不知道为什么他们要让我出生?"这是一个出生半岁便被送到乡下爷爷奶奶家,直到七岁回到城里父母身边的孩子对心理医生讲出的一句令人无比心酸的话。

"我们家一切都听奶奶的,她过去当局长,现在退休了当某协会会长。我爸爸根本什么也不是!他很少说话,只会抽烟"——这个经常逃学、上网,让全家人都感到头痛的15岁孩子如是说。

对于家庭,每个人的感受都不同。我们是怎么感受父母的?孩子对于我们又是如何感受的?家庭成员不能正常交流,家并不是一个最让人喜欢待的地方,也不是一个避风港,它更像一个火药厂,到处硝烟弥漫,动辄冒出火光,烧伤了很多人。

如果我们将家庭比作是一台越野车,那么谁是车的发动机?每个家庭都是一个系统,系统的主要动力来自一个核心,这个核心才是真正在"你家的那个人",即使他可能隐身,即使他可能并不在你家经常出现，但是他就在那里影响着家庭这台越野车的行进方向。

家庭系统的观点认为，家庭的核心成员对家庭起着至关重要的作用。家庭系统每一个成员都受系统的影响，同时也直接或间接影响家庭系统。每个家庭成员的问题都是系统功能不良的问题，而不仅仅是成员个人的问题。只有把某个成员的问题纳入到整个系统来看待，这个问题才会有根本的答案。

我们看到太多的家庭互相扯皮拉筋，互相指责，尤其是家庭核心成员看不到自己的不良功能是怎么影响家庭系统结构性运行的。

其实，现代社会是以小家庭为系统运行的，小家庭的核心成员是夫妻或者是主要承担家庭经济的责任人。大家庭中注意维护小家庭的独立结构，大家长不去干涉小家庭的内部事务是最重要的规则。否则家庭边界被打破，出现结构性的混乱，其家庭功能必然受损。

父母、孩子的角色定位要很清晰。如果父母一方与子女结成联盟，那这个家庭功能就是不良的。被忽视被抛弃的那个大人一定会出现"症状"，让全家人蒙受不幸。

夫妻之间有问题要自己去解决，不能让孩子介入，这等于向孩子转达了这样一个积极正面的信息：父母有能力自己解决问题。这才是一个成熟的家长态度。

角色不可以颠倒。孩子就是孩子，他要退到孩子的位子，不能干涉家长自身的事情。孩子这样做也是表明"你们是我的父母，我完全接受你们"。这么理解问题的孩子其心智才是健康的。

爱父母的孩子尊重父母的生活方式，不要去扰动父母的关系结构。大家长一定要充当调停者的话，那么首先必须具备调停者的水平，并且总是以保护每个小家庭结构的完整为前提。

每个家庭有自己的运行规则。安全的家庭可以照顾与保护每个人的自我空间。也就是说，正常的家庭结构要保证个人边界完整，这样才能让系统正常运转起来。

18. 剩女是伪命题

剩女是个伪命题。因为仅以数字来看，没有可以剩的女人。男女比例本来就失衡。找不到老婆的男人多了，被媒体大呼有危险。可是女人找不到老公却并不觉得有什么不妥。剩女是自己不想嫁人的多。连疯女（真正的精神病患者）都有男人要，难道剩女真就缺乏爱慕者吗？

在生存面前矫情不行。世界并不会给女性什么特权，女性除了要承担生养的责任，一样要工作。不幸的是只有无意成为剩女的女性才有机会跻身高位，获得跟优秀男性一样耀眼的成就。可见剩女有剩女的荣耀。

剩女爱自己爱得既简单又很深刻。简单得可以独享一碗汤，一片面包；深刻得可以当一个学者、作家、科学家、政治家。剩女们正是因为将一般女性所要早早经历的婚姻和养育的时间存下了，于是收获了其他女性没有的东西。

剩女们反正已经过了所谓最佳婚嫁年龄，干脆不着急了。生命的意义又不只是生育，又不只是嫁人。况且不管嫁不嫁人，只要被人喜欢,自己也喜欢别人,情感生活总是丰富的。她们还特别会安排自己的精神生活,有的是办法制造很多好玩的东西来滋养自己。剩女的财务自由也带给她们空间的自由,她们向往的东西往往更容易实现。

亲!你可知你在很多的人心里是女神吗?不要让世间阴风吹散了你的神韵。你那妩媚与成熟、德才兼备的气质都是你巨大的财富。

属于你的他一定在某个地方守候你的到来呢。只要你愿意嫁给他。

好闺女不愁嫁,剩女无恙。

19. 为什么要结婚

这里摘录了一位年轻人给我的留言,觉得很有代表意义,遂将之公开在此,希望通过以下的讨论,能够解答类似的问题。

缘起:我(慧籽)在群里发了微博(菜根谭每日一句话):
"好女人是男人可以休养生息的一片土壤:肥沃而滋养。"

董利(网名):

谢谢周老师的分享,不过我仔细一想,发现了一些问题,希望能得到周老师的指点和启发:为什么历史上在各个领域取得极大成就的人(或称伟人)都是终身未婚的呢?仅仅是概率问题吗?比如这些人:

哲学家柏拉图(公元前427—前347)

波兰天文学家哥白尼(1473—1543)

意大利奇迹般的天才达·芬奇(1452—1519)

只手托起大英帝国的女人伊丽莎白一世(1533—1603)

英国科学家牛顿(1642—1727)

法国思想家伏尔泰(1694—1778)

瑞典科学家诺贝尔（1833—1895）

荷兰画家梵·高（1853—1890）

还有尼采，舒伯特，安徒生，南丁格尔……

我想是不是内心世界足够丰富的人就不需要另一半了？最近一段时间我觉得自己的心智已经打开（尽管只是个开始），内心世界每天都处于极大丰富和成长的状态。我现在觉得自己是世界上最幸福的人，每天都过着曾经梦想却遥不可及的生活，因此每天对我来说都是惊喜！

可是我并不觉得需要一个女人来支持我，两个人分享喜悦和悲伤。我说的幸福状态不仅指喜悦状态，而是指喜悦和悲伤平衡的状态。我正在认识世界的面貌原来是这样的：最大即最小，最多即最少，最长即最短，最近即最远，最快即最慢，瞬间即永恒。最善良即最丑恶（以前我不能理解为什么有的人顿悟了就出家当和尚），最简单即最复杂，最容易即最难，最好即最坏。世界是统一的，辩证的。圆满的人生在于顺应内心深处最真实的需要，不断追求自认为最有意义的人生，不断发现这个世界的本来面貌，而不是束缚于所处时代的思想。比如结婚这件事，没有婚姻的人生就是不完美的人生吗？我不这么认为，起码处于现阶段认识水平的我不这么认为。我不知道周老师怎么看待这个事情？真诚希望能得到周老师的一些指点和启发。

慧籽：

你并没有因为找不找女人发生内心冲突，只是你有些疑惑，你想知道自己到底该不该找个女人。

你问"为什么历史上在各个领域取得极大成就的人（或称伟人）都是终身未婚的呢"？你不觉得任何结论性的东西都需要经过科学论证来得出吗？"都是"本身就不是什么科学论据。伟人永远是少数人，伟人当中结婚的也是大有人在不是吗？我也可以轻而易举地举证：莎士比亚、杨振宁、钱钟书、齐白石、张大千、毛泽东、周恩来、安南……

但是我依然认为董利问的是很有代表性的好问题！谈古论今也罢，就事论事也罢，婚姻到底有什么必然性的规则可以依循，如违反所谓规则又将何去何从呢？

透过人类发展历史我们可以看到婚姻形态一直在变化。每一点变化都与人类文明息息相关，与社会发展息息相关。这些变化反映在家庭结构、经济、婚姻与价值观等方方面面。

家庭结构的变化。工业革命带来社会的显著进步是社会分工更趋完善，这使得家庭规模越来越小。最小的家庭就是一个人。很多原来需要家庭成员自己完成的工作，如洗衣、做饭、木工、装修、养殖等，都可以通过社会机构帮助完成。家基本可以简单归为一个休养生息的场所。这样的简单结构客观上强化了个体投注更多的自我关注力。换个说法就是人可以更自我了。个体可以不需要另外一个人帮助承担过去很繁杂的家庭事务，也可能让个体更多地感受独立、自主、自由的生存状态。是否需要改变这种现状则完全是私人化的问题了。

经济的变化。随着经济发展带给个人生活的提升，人们追求各种享受的方式，途径也更加宽泛了。婚姻根本不是获取内心满足的必要条件。经济能力良好的个体更是深谙财务自由的妙处，情感和婚姻却有可能变成负资产，出于利益的考虑，婚恋行为也要更为谨慎。

婚姻与价值观的变化。人口繁衍仍然是主流社会对于婚姻的主要诉求之一。但是丁克家庭的出现也告诉我们另一个群体的价值理念，个体不必为承担社会性的人口意义而选择繁衍。仅仅为繁衍而结婚的男女将越来越少。人们选择婚姻的理由更多是为了幸福和快乐。对婚姻的失望即使不是主流的无意识，也有集体无意识的存在。人们不看好婚姻的情绪是被全社会广泛传递的一种情绪。这也悄无声息地影响着我们对于婚姻的态度。既然"婚姻不一定带来幸福和快乐"，那么我们为什么非要选择婚姻呢？

性观念开放。满足性的需要也一样可以通过市场提供的产品或者服务来实现。

性满足的多元化方式不仅仅得到社会的普遍性理解，也确实缓解了个体性的张力，这种性解放带来的享受，也是对婚姻关系的一种客观抑制。

整体价值观变化。社会允许更多的生活方式存在，自由取向的思潮肯定对传统婚姻观念提出巨大的挑战。无论是单身、同性恋或者是其他方式的恋爱，包括离婚、再婚，都有社会性的存在基础，人们不再担心受到道德的谴责和审判。

以上这些似乎都给单身状态以合理化的解释了。

但是毋庸置疑：婚姻还继续是社会的主流形态。

我当然相信独身生活可以令一些有远大抱负理想的人更加奋力于个人所爱所求之中，一个人穷极毕生于专攻，成就伟业就不足为奇了。

但人为什么要婚姻？

婚姻有婚姻的现实意义：婚姻制造了彼此相互依存所带来的"被需要感"和"依恋感"。这是人性的本质属性之———人都害怕孤独与被抛弃。

婚姻是一种结盟行为，也是一种利益共同体。婚姻是团体的最小形式，可能带给双方更多的合作性。这比单一弱小的个体在应对生活困境时提供了更多的安全和保证。

婚姻中的激情一旦被激发带有很大创造力,激情是非常美好的生命状态。

　　婚姻中的性爱具有真实性和忠诚性,这也是生命圆融所必需的体验。

　　还有一种说法,男女本是一体,被上帝刻意安排成两半,因此注定他们要找回属于自己的另一半,男女从肉体的结合开始,深入彼此精神世界,交互探索逐步融合。更通俗的说法是:不完整的男女通过婚姻走向完美。这个完美指的是什么呢?指的是情感之智力、人格之完善程度较高的生命品质。哲学、神学、心理学中对于男女结合方能走向完整、升华人格都有很多论述。

　　婚姻也是人类集体无意识的从事"人口生产"的责任与使命。

　　婚姻是责任,也是承诺。还有一点也是很重要的:婚姻能满足父母的深层安全感需要,比如传宗接代、养儿防老的观念与他们的安全感有一定关系。

　　当然,我们根本无需对是否需要恋爱结婚做更多好与不好的对比,因为根本不存在好与不好的问题。一切全在个人的观念与感念之中。

　　每个人的选择必有他的道理。顺从自己的本意就是最好的选择。

　　从职业敏感性的考量,我还是想说点行话:一味坚持独身的人一定要考虑是否有性别身份认同的问题；还要考虑是否有人际交往不良的问题以及自恋型人格障碍问题。

性别身份认同障碍者不接受自己的性别，因此出现恋爱的原发性焦虑。他们即使主观上有意愿谈婚论嫁，实际上也很难做好角色定位，内心的角色冲突带来亲密关系的紧张，在恋爱婚姻上容易有受挫感。

人际交往困难者不会与人打交道，与异性相处困难，也会影响婚恋。这类人在人格特质上存在先天的遗传性缺陷，在原生家庭不健康的生长环境中又被放大和固化了很多不良人际交往模式。

自恋型人格障碍者只爱自己不会爱人，他们根本不愿意为婚姻做出任何改变，只会索取，不愿付出。他们的心智停留在自我感、全能感（无所不能感）的低龄儿童阶段。社会化进程非常漫长。

总之，这是一个开放的社会，在更加自由化的今天，知道自己想要什么样的生活方式真的是很值得庆幸的事情。

20. 给婚姻标个价

婚姻是一种经济学概念，尤其现代婚姻，如果离开等价交换、互惠互利原则，基本上就是盲目的、不对等的婚姻，而不对等的婚姻本质上也是使用了一种短暂的利益互换，最终如果不能获得婚姻的平衡一定会经历婚姻结构性的重整过程，这个过程用地震解释最贴切不过了：远在二千七百年前的西周，伯阳父就认为，阳伏而不能出，阴迫而不能蒸，于是有地震。这就是富含哲理的"阴阳说"。地震是地层深处蓄积了巨大的能量需要释放，在地表的薄弱处这股能量的震荡性释放就是我们人类所说的地震。在地质学上它是典型的地壳运动，是一种结构性的整合过程。

爱情、婚姻中的关系是有特定内容的相互作用关系，相互作用就是指相互配合，不能配合时，就产生负性能量，一旦负性能量蓄积，冲突就升级。多元性的不对等，配合的难度会很大，更多的是单边发力的格局，能量在带动中消耗了，很难聚合成上升所需的正能量。

为什么恋爱婚姻的双方要互相识别呢？尤其是价值观上的识别是很核心的识别。价值观反映了一个人的成长历史，也是相对稳定的人格特质，所以首先从价值观上去了解一个人最真实最靠谱。你看重什么，不看重什么，不是说给别人听的，它应该是你对自己说的，一个人要敢于对自己说真话，那才是最重要的。你的行为不受你的意识支配，受你的价值观支配，也是心理学所说的受内心世界支配。这个真正的内心世界就是你的潜意识。

你要什么样的生活，决定了你的潜意识一定要为之负责，为之无怨无悔的奉献自己的时间和精力。因此健康的人根本无法口是心非地做事做人，一定会自觉保持和自己的内心世界的一致性。

为什么那么多人会生病，患上抑郁症、精神分裂、人格障碍、强迫症等神经症呢？就是与自己的内心没有保持一致性而产生了严重的心理冲突。这种与自己内心保持一致性的能力，心理学上称为"自我同一性"，它是一种心理成熟度。

成熟度不够的人，在婚姻的磨合中可以成长起来，而这种成长的前提是不再选择逃跑。问题是人的生命很短暂，人生要实现的目标如果很多，就存在一个优先级的问题。给自己人生做出"生涯规划"也就是安排优先级的活法。

不成熟心智下的婚姻有很多冲突，大部分精力只能转向处理冲突，剩下的精力只能顾及简单的小目标了。因为大目标的实现需要更大的支持。

有能力利用婚姻的资源去实现自己的目标也是一种大智慧。婚姻是每一个女性的一次绝好机会（对男性也一样适用），相当于一次资源的大整合。我当然不赞成为了婚姻放弃自己真实的想法，那就等于是自我欺骗，你还是会选择逃跑的！短暂的利益互换其实有可能是以牺牲长远价值为代价的冒险行动，因为人性决定了每个人都是在不断去除不益于自我发展的障碍中成长自我的，也就是说，是不断地在获益与损失之间做出的新的平衡中发展自我的。弃旧喜新是人类的集体无意识行为。

世俗可以超越，那要有实力做基础，有些婚姻是超越世俗的，像名门政要，像演艺界明星，那不在我们的谈论范围内。

谈婚论嫁的事，很有必要正襟危坐的晒晒"条件"，谈谈对彼此的期待。最不该的就是试图将心里想的事藏起来，那就应了那句成语：掩耳盗铃。你的一切想法迟早会被你的行为戳穿的。几千年的进化，让个体练就了察言观色的生存本领，况且越是了解信息，早做选择，等于节约时间成本，也就等于创收一样。

互惠的友谊才可持续，互惠的婚姻更长久。

21. 闪婚离婚再婚

闪婚是闪电式结婚的简称，是指像闪电一样快速地结婚，两人从认识到结婚只用了很短的时间进行互相认知即结婚。认识不到3个月都算是闪婚，多发生在时下青年男女身上。

如今的闪婚，从某种程度上反映了现代青年的婚姻观。一些大龄青年（特别是忙于事业的）在婚姻上不愿陷入拉锯战，同时，结婚、离婚登记手续的简化，新人享有更大的隐私权和自主权，也给闪婚提供了很大方便。

闪婚导致"短高快"。

现代社会竞争激烈，对事业自顾不暇又经历几次恋爱未果的男女，他们不愿过多耽误工作和精力甚至浪费时间金钱。据统计，一见钟情的婚姻成功率仅10%。同时，闪婚也不符合婚姻的基本规律，爱是婚姻的基石，爱需要双方深入了解。闪婚会使这种足够的了解打折。目前随着社会的快速发展，快餐式的爱情和婚姻会将婚姻家庭卷入缺乏理性的旋涡。闪婚已经导致"短高快"（认识时间短、激情高、离婚快）婚姻产生，这说明闪婚的支点不稳固。婚姻的成功和稳定，需要感性、理性双轨发展，爱情列车才能行驶得稳定持久。不能只凭激情和感觉开单轨的"磁悬浮"，所以劝男女青年别让闪婚给"闪"着。

人的情感发展规律确实跟煲粥熬汤一样，需要时间和火候。这两个硬指标不够，怎么会熬出浓情蜜意呢？

为什么一定要闪电结婚呢？应该去探究一下动因。

如果是为了让生米煮成熟饭，那么熟饭也是夹生饭，因为闪婚一定企图逃避什么问题，不去面对，那个问题始终是问题，闪婚也躲不过去。说不定闪婚还将简单的问题变成了复杂的问题，小问题变成了大问题呢。

当你是被要求闪婚的一方，千万别以为是自己运气好，逮了个机会。你需要考虑一下可不可以先试婚？再晚几个月有什么不好？相信这样的简单自问可以帮助你理清头绪。

据权威资料显示：20～40岁的恋人，越是恋爱时间长，分手越少。

若想婚姻幸福，必须给彼此一个适应期：

（1）20多岁的男人想娶年轻女孩，至少等待三年；

（2）30多岁的男人想娶年轻女孩，至少等待一年；

（3）20多岁的男人想娶一个比他大5岁的女人，至少等待一年；

(4) 20多岁的男人想娶一个比他大10岁的女人，如果她是有钱人，这个男人必须是经济独立的，不是看重她的钱；

　　(5) 40多岁的男人想娶30多岁的女人，需要认识3年以上才能谈结婚。

离婚

　　如果你是被离婚，值得恭喜！他选择离开你，只说明他现在需要的幸福不是你，也说明他不想因为你委屈他自己，也只说明他现在不再爱你，他更爱的是自己；还说明你也有错误，如果你能给他带来幸福，他是不会从你的生活中离开的，要知道，没有人会逃避幸福。你可以选择一起毁灭，也可以选择给彼此合适的距离，离婚也是给不再相爱的两个人重设一个新的距离，达到新的平衡。所以当他不再爱你时，放他走，不挽留！离开那个不爱你的，你才能和爱你的人在一起；离开那个不爱你的人，你失去的只是一个不爱你的人，但你并没有失去爱情，而他失去的却是一个爱他的人，所以离开那个不爱你的人也是一件幸事。离婚不是一件坏事，你可以去寻找那个更爱你的人，按照你的愿望去实现你人生的价值和意义。

　　当他不再爱你时，放他走，不挽留！你的人生会比现在更精彩！

再婚

再婚没有好与不好的定论,一切看机缘,我不是一个有神论者,但是在婚姻这件事情上,我宁可相信有天意的存在。这跟神秘主义无关,跟有没有学问无关。

再婚前,了解以下几点肯定很必要:

(1) 我们今天的亲密关系可能反映了父母的关系状况;

(2) 亲密关系是我们和自己的关系的缩影;

(3) 离婚并不能改变我们亲密关系的内在模式;

(4) 孩子无意中成为你和新人之间的一个牺牲品;

(5) 你们今后的主要冲突一定与孩子或前一任爱人有关。

奉劝再婚前仔细清理原来婚姻账户中的各种债务,还不清的继续还!否则你落下的烂账,你的孩子也要还。"冤有头,债有主"这句话,在再婚家庭里被演绎得淋漓尽致。

前车之鉴,后事之师。再婚者慎行。

22. 演好妻子的角色

在我们那个年代,没有如何经营婚姻家庭的指导书籍可供阅读。走入婚姻完全是生物本能和传统意识的驱动力——女大当嫁。糊里糊涂地结婚生子,糊里糊涂地为人妻,为人母,回头一看,才知道亏欠了自己和家庭很多很多。

由于对婚姻本质缺乏了解,对妻子角色缺乏认同,在婚姻中会出现很多不适应,构成了女性共同的心理情感特征。

归纳婚姻中女性呈现的主要矛盾与情感状态无外乎八种:

(1) 工作和生活两头忙的女人——顾此失彼的感觉很糟糕。

(2) 家庭条件优裕,老公不允许自己工作的女人——感觉很郁闷很无聊。

(3) 工作不如意,自我要求较高的女人——感觉很焦虑。

(4) 在外有成就感,在家被老公压制的女人——内心很纠结。

(5) 工作中没有成就感,一心照顾家庭的女人——很依恋男人。

(6) 夫妻在外都很成功,在家却总吵架的女人——感到很无助,很失望。

（7）过于强势的女人，让丈夫服从自己——相当自恋与傲慢。

（8）家里家外都兼顾得不错——很快乐很幸福。

仔细盘点女性在婚姻中的角色，似乎可以根据其心智状况归为三类：一是积极学习适应角色的；二是消极被动不能适应角色的（破罐子破摔）；三是一切顺其自然的。

第一种：积极学习适应角色的女性：她们采取的策略较为主动，不怕遇到问题，她们努力经营婚姻，是善于学习的新女性，心智水平较高，应急能力不错，总是能化干戈为玉帛，让自己的妻子角色可圈可点。

第二种：消极被动的女性：通常处理问题的能力有些逊色，主观上她们也并非是希望自己妻子的角色失败，只是因为人格不健全，又缺乏相应的资源，总是无意识地让自己的情感、情绪失控了，于是感觉很失败。她们心智水平不平衡，应急能力显得低下。

第三种：一切顺其自然的女性：她们要么是心智水平特高的一类，有纵观全局、掌控全局的智慧，丝毫不担心现实的影响；要么是亲密关系特好，因为资源充足能够从容应对婚姻中的各种挑战。

有趣的是世界上任何一部百科大全都无法很权威地指导女性如何做好一个妻子。原因是什么呢？因为有史以来就没有一个通用性的做妻子的标准。每一个年代、每一种文化、每个家庭、每个个体不同，对妻子角色的需求不同，提出的要求亦不同。如果是一个集团总裁的妻子,更多的角色需要是当好外交大使,帮助先生处理复杂的外务;而一个工薪阶层的妻子则必须亲自打理家庭生活的繁杂事务。除了传宗接代的基本需求外,家庭、个体对女性多元的需求也导致妻子的角色呈现多元化的特征。虽说不必逼迫自己成为膳房主理、财政部长、后勤部长、外交部长、教育专家等家庭全能角色,但是精通三样的要比精通一样的妻子有优势。万一婚前一样不通也不要紧,给自己做智力投资——赶紧去学。

尽管投资"自我成长"没任何风险,还是稳赚不赔的项目,但还是要讲究个优先次序。首先学好下厨的手艺喂好家庭成员的胃;其次,增进夫妻情感很重要;另外,有余力学点其他技艺,培养些个人兴趣和爱好,一定可以给琐碎的生活平添几分色彩。特别需要明白的一点:如果丈夫不顾及妻子的精神需要和成长需要,那么女性自己千万要自爱,力争为自己的成长创造条件,做到与时俱进。甘愿为人梯、放弃自我精进的妻子出局的风险最大。

无论女性处于何种心智状况,在妻子角色扮演过程中都有一些共同的元素,决定命运的元素可以参照与培育。这些元素无外乎是人文性的,属于上层建筑范畴的。以下是需要使用大脑来完成的婚姻家庭作业。

莱根谭情感自助小组女性终身进阶指南:
做个与人为善的女人:心胸要宽,凡事拿得起,放得下。

做个善待自己的女人：清楚知道自己的需要并给予合理满足。
做个容易沟通的女人：凡事跟爱人都可以沟通，不固执己见。
做个乐观积极的女人：想好的，说好的，听正确的。
做个勤奋的女人：敢于打破自己的舒适圈，保持好奇心与上进心。
做个知足常乐的女人：时时盘点自己的情感账户，珍视自己拥有的东西。
做个懂得感恩的女性，常常感恩每一个帮助过自己的人。
做个有责任心的女人：对工作、生活都有一份虔诚。
最重要的是慢慢学会接纳生活赋予自己的一切真实意义；接纳自己的不完美，更接纳别人的不完美。哪怕生活对我们不那么公平，我们也认了，也接纳它！准备好在生活中去历练自己那颗脆弱、敏感、孤独的心。以这样平实的心境活着，我们对自己的角色会充满了感念，真正觉得此生无怨无悔。

23. 谁来抚育孩子

早期教育理论在中国城市盛行不过二三十年光景吧,已经被绝大多数家庭接受,如果占总家庭比例七分之一的家庭开始认识到早期教育(包括胎教理论)的重要性,无论是对于国人基础教育的提升,还是对于个人素养的培育无疑都是一个很大的进步。

"养育一个孩子需要动员全村的力量。"这是非洲某酋长的感言。如今在我国更是有过之无不及:一个宝宝的降生,不仅牵动全家人的心,还调动了全家人的资源。养育宝宝迥然成为耗时耗力周期最长的人力培养工程。

年轻的父母根据自己的实际情况纷纷做出了相应的早期养育计划:有自己带的,有请专业保姆带的,有请老人带的,有拼组互助的。细细去看,都是各自家庭能够使出的最佳攻略,各家各户永远不可能遵照一个固定的养育模式。

无论宝宝被安排在什么样的养育环境下,都是他们父母当下最好的选择。其实都是各有利弊!好与不好都是相对性的,年轻夫妇和老人们真的不必为此纠结。试问:一个被完全放养的孩子和一个被精养的孩子哪个会更有出息？通常情况下这是任何人都无法预测与断言的，这是父母自身教育理念不同、方法不同、执行条件不同加上宝宝的个体差异等综合因素决定的。比如父母是开豆腐铺的，儿子一样考上了清华；一个被严重忽视的孩子后来成为一位体育明星。这样的例子着实颠覆了一些儿童心理发展学与认知学常识。

但是毕竟成长与教育这件事确实是有科学规律可循的，大部分育儿经也是管用的。执行养育功能的人自身素养才是关键因素！这些关键因素的关键是言行一致与独善其身。如果养育者不断带给孩子的是正面、真实、可参照的行为，那么孩子已经在内化这些正性能量了。

对于有条件选择的家庭而言，孩子三岁前父母自己带肯定是上上策。当全职妈妈的成本不会比请一个保姆小，但是相对绩效会较高。即使身兼要职的女性也需要每天跟孩子有些身体交流和精神交流。妈妈要花些时间学点儿童心理学，花时间去践行科学育儿经。要知道任何为建立良好亲子关系所做的努力都有巨大的价值！无论宝宝长大后从事什么职业，那些经过家庭爱的滋养的孩子都是一个有安全感的、有支持能力的、自我功能完善的个体。这样的个体普遍社会适应性良好，可以承担责任，成为一个有爱的能力的人。

联合拼组的形式也是很不错的攻略。"宝宝小组"家庭成员发挥各自的优势，互帮互助，三五个宝宝天天相处，既让孩子在一个

"小社会"中学习成长，又经济合理，一举两得。

2000年我在法国一个社区见到过这样有趣的育儿小组，我连续几天去观察她们。一个说英语的黑人保姆带着三个宝宝，一个白皮肤的，一个黑皮肤的，还有一个混血儿，另一个说意大利语的白人保姆也是带着四个多国家庭背景的宝宝，她们天天在社区的花园见面，那些宝宝车上放着琳琅满目的儿童用品，保姆们紧挨着宝宝的车，不断地进行多边交流，不断地去跟宝宝互动，宝宝们互相看着，嘴里发出叽里呱啦的奇怪声音，但是呈现的却是很和谐的景致！整个是一个联合国育婴团！估计这些宝宝日后多种语言能力就这样被影响出来了。

三岁以后，将宝宝放到一个什么样的环境的确非常重要！3~7岁宝宝的情感、认知和行为能力是如何被理解和建构的，如何被训练，将影响孩子的一生。

华德福机构的基本方略是全方位满足儿童天性需要，将教育融入自然、融入人性。没有作业，没有刻板的规则，没有歧视、没有恶性惩罚。每天都是唱歌、舞蹈、简单劳作、手工、绘画、语言表达训练、活动技能训练。教师都是受到严格全科教育的高等国际学校毕业生来任教。一个班级只有15个左右的孩子。一个教师负责从孩子入园带到他们上小学。仅仅这样的时长，就足以为孩子和教育者之间建立亲密关系搭建稳定的心理结构，彼此信任，彼此配合，似家、似父母、似学堂（社会），三位一体。

每一个养育者首先应当是一个学习者，一个不断自我精进的个体。这样的个体一定在人格层面自觉发展出更健全的心理结构。

24. 把女孩当花养

身为女孩子的好处之一是：你只要不出嫁，你就一直可以待在父母身边，得到父母的呵护。做女孩的父母要有这样的心境：女孩子要当花来养，她才会有精致和细腻的情感。尤其要养出一个大家闺秀更是如此。

当花养不等于不教她做事情，而是要更精致地教她，唯有这样，她的优雅与聪慧才会被培育起来。

女孩子的父母如果硬要逼迫女儿出嫁，潜意识里是不愿意分担她的情感忧伤，那么结果是将"一朵花儿"给彻底蹂躏了。你狠心一定要逼她嫁人，万一嫁错了郎君，父母也要跟着倒霉。她过得不好，你懊悔都来不及。

从小开始精心养女孩：琴棋书画、打坐修禅、手工编织、不疏学业、理性地给予娇惯。"好花儿"自然会招来闻香人。如果不小心养出个女硕士、女博士的，也没关系。学历高了，不用担心男人怕。自信的男人还是愿意取个女秀才的，至少不担心下一代弱智！

她没有准备好嫁人就不嫁人！童话大王郑渊洁说过：女儿要能

养到八十岁。

　　我见过一对大学教授，有个女儿一直不谈对象，长相、学历、工作样样出众，可就是不涉足个人情感。这对夫妻默契得很，一直开开心心陪伴女儿生活。

　　父母可能会担心女儿以后怎么办，但这样的想法只是一种情感上的依恋。子女有子女的福分，相信每一个人都必须成长，生活一定会教会她独立。父母只要珍惜当下跟女儿在一起的快乐生活就好。

　　好父母要把女儿当花养。

25. 从男孩到男人

男孩成长需要经历阉割焦虑。

男儿当自强。男儿深入骨髓的愿望就是在竞争中获胜，当一个英雄。这是社会家庭共同投射给他们的意识。可事实是：太多男儿从小被父母亲给"阉割"了。他们不是不想强，只是因为没有经历阉割焦虑阶段以及没有被温柔的焦虑催化成熟。在生理成熟之后的心理水平一直还是处于低龄儿童阶段，并没有发展出适应新的生活现状的觉察力。如此一来只有等待再一次被阉割焦虑所催化蜕变的机会了。

什么是阉割焦虑。

阉割焦虑是精神分析师弗洛伊德所创用的术语，指男性对失掉阳具的担忧或恐惧。按照他的设想，当儿童性心理发展经历了口欲期、肛欲期，进入到阳具欲期后（生殖器期），男孩的性器成了快感的中心，而其第一个外部爱恋的对象是母亲。伴之而来的是除掉父亲的恋母情结，又担心自己的欲望被父亲察觉会招致阉割，自己于是产生了阉割焦虑。

由于有阉割焦虑，男孩会控制自己对母亲的性欲望，慢慢走向父亲认同，这是他成长为一个男人的必经心理过程。如果没有成功度过阉割焦虑阶段，男孩会在心理层面上和行为层面上依恋母亲，企图保持与母亲的共生状况。这样的男孩在成年之后就会出现很多人格缺陷引起的问题。

常见人格缺陷现象：

（1）可能对性无节制力。

没有经历阉割焦虑阶段的男孩，对性一般无节制，甚至可以和母亲（包括家庭中其他女性成员）发生很随意的亲昵行为。他们也无视父亲的存在。成年之后，那些容易发展婚外性关系的男性很多有这类问题存在。这种对性的无节制的无意识性的泛化，甚至可以影响他职场上的人际关系：表现出不服从上级，无视纪律，轻易闯入别人的关系中（无边界感）。

他的这些症状被精神分析师看成是他早年与母亲的"二元共生关系"没有很好过渡的结果：即心理发育停止在婴孩时期。

在婴儿与母亲的共生二元关系里，婴儿以为母亲就是自己，他没有能力感知自己与母亲是不同的个体，他依赖这样的共生感处理自己的焦虑。既然母亲就是自己，"母亲的身体就是自己的，我是可以支配的"！这就是性意识发育停止在共生阶段的男性的潜意识语言。

在成年之后，他的性爱对象不能满足他时，他就会去寻找那个他熟悉的"母亲"……一个可以满足他需要的好的"母亲"，那些满足他的女人被他投射成自己的"母亲"。

那些乱伦的母子关系中都可以找到共生心理图记。

（2）家庭责任感不强。

他们习惯被母亲呵护，不能体恤别人的情感，自私自利倾向明显。

他们与母亲的关系"太好"了：比如春节必须回自己母亲那里，一次也不能少！母亲的话就是圣旨不能违抗。媳妇就是要伺候男人。

这些表面的大男子主义态度，其实是惧怕母亲：认为母亲才是可以真正呵护自己的女人，其他女人都是"巫婆"（坏客体）！他们骨子里还是依恋母亲，害怕独立。

他们找的爱人常和母亲一样强势，又极力要求媳妇认同自己的母亲，这也是无意识地向母亲认同。因为"共生"问题残留，断不了对母亲的情感依恋，"爱人是不好的，不能满足我的女人"，还是母亲好，在潜意识里将爱人与母亲对立起来。

他们行为退行的表现包括：打骂自己的爱人，不理睬爱人，故意与爱人对立，要求爱人无条件服从自己（内在小孩特征）。

心理治疗方向：

只有那些愿意澄清自己成长误区的男性才有希望成长起来。让这些"内在小孩"看到原生家庭对自己成长的影响，看到没有整合好的"客体关系"如何形成并且继续出现，看到非理性的认知如何影响自己核心家庭关系的全部真相。

性是人类生命中不可或缺的行为。那些伴随愉悦的、自然的、信任的、感恩的、激情的、合理的性满足是一种高贵的生命体验。

性是夫妻关系中非常值得用心去感受彼此内心的一种方式。在婚姻内的性具有一切美好的属性，无论夫妻间出现什么问题，性都不可以被仅仅当成个人的或者惩罚的工具。

建立了这些认知，再设计改变行为的计划，从一个个小单元开始做。

男人必须获得新生！婚姻就是上帝给这些还没有长大的男人的一次新生机会。好好接受这份珍贵的礼物吧！利用它带给我们的种种"痛苦感受"——寻找其背后巨大的意义，让自己发生生命的蜕变，从男孩成长到男人，变得真正独立和强大起来。

26. 伦理道德压制谁？

受现代文化思潮尤其是西方心理学的影响，传统家庭伦理正受到越来越多的挑战。家庭伦理等文化领域核心价值观的变迁是社会发展的必然。家庭伦理作为一种社会意识形态，来源于诸多方面，其中中国传统文化是家庭伦理中不可或缺的思想源泉。充分认识传统文化习俗对于我们心理、人格、行为的影响，才能减少现代青年在人格、精神层面的冲突。

中国传统文化是中华民族乃至人类的瑰宝。它历史悠远、博大精深。中国传统文化中有许多宝贵的思想对于建构现代家庭伦理有着不可低估的价值，如"和合"、"民本"、"天人合一"等命题和认识都值得很好地发掘。但是在中国传统文化中不乏糟粕的东西，必须对这些东西加以剔除。比如，儒家学说中的封建礼教、等级观念、"三纲五常"、"三从四德"等就是需要剔除的糟粕。其中"不孝有三，无后为大"、"父母在，不远游"等陈旧家庭伦理，对现代人的人格建构显然不利甚至有消极作用。

现代人的精神建构必然在以下几个方面挑战传统文化：

挑战一：父母在，不远游

父母作为照料者，物质提供者有经济、精神两方面的成本，他们有理由希望自己收回成本。现实是，子女长大成人后，留在父母身边的概率将越来越小。一方面是信息流的影响，年轻人愿意接受新事物的本能驱动力促使他们离家寻求发展；一方面是工作机会与劳动报酬存在区域性、国际性差异，也促使他们做出符合自己利益最大化的选择。

选择远离父母生活方式的人，希望得到长辈的理解与支持，在人格层面上他们也向更独立与成熟的方向发展。

父母如果单方面坚持传统家庭伦理观念，不让子女远走高飞，不仅可能制约子女的前途，也必将造成代际间在伦理层面的隔阂，滋生家庭内部的怨恨，不利于家庭和谐建设，反而因为文化价值观冲突影响父母自身的健康。

挑战二：上孝父母，养儿防老

今天的年轻人生存压力更大，住房、医疗、婚姻、教育发展，几个大的问题已经让他们不堪重负了，指望子女给老年人经济上的回报越来越不现实。

一些家庭老年父母以子女不能给自己经济回馈抱怨他们是不孝

子女，在一些多子女家庭，父母常对给自己物质多的子女给予肯定，对经济较差的子女、不能更多关照自己的子女采取轻视或者蔑视的态度，使家庭子女之间产生信任危机和情感创伤。

还有的老年人自己经济完全独立，仍然希望子女给予更多经济援助，他们常拿别人家庭子女说事："看人家孩子又给老妈多少钱……"不自觉地伤害子女的自尊心，这种"理所当然"的伦理观念也使家庭亲情关系变成了纯利益关系。

如今很多20世纪50年代以前出生的人要认识到一个事实：养儿不能防老。观念上摒弃陈腐的家庭伦理，才能建立新的家庭伦理。

挑战三：无后之不孝

很多长辈干预子女生儿育女的问题，认为养育子女是婚姻的必然结果，固执地认为"无子是大不孝"。这种传统观念的形成有社会、个人、经济、婚姻几方面的因素。秉持这种观念的家庭认为养育后代是天经地义的事情，认为美满婚姻的结果就是要有小孩，还认为孩子是家族、生命的一种延续。

选择做丁克夫妻的"子女"依然要承受长辈、家族、社会的舆论压力。

应该看到，现代夫妻因为主张自我和妇女投入职场，对于生育问题有了多种选择。成人子女有权决定自己的生活方式，作出符合他们自己的生涯规划和家庭规划。这是新时期人类的人格特点，这种人格特点建构了他们的行为模式。

　　从动力的角度看，当生育子女不能"获利"时，也使生育的动机水平下降。认同"活在当下"的价值理念也是当代人格构成的因素。

挑战四：清官难断家务事，家丑不可外扬
　　现代心理学、社会学、婚姻观指导家庭事务公开化、民主化，建立家庭会议制度，通过会议让家庭成员平等地讨论各种家庭问题，使家庭事务制度化；当自己家庭内部无力解决问题时，还可以请婚姻、家庭问题专家帮助解决。电视、媒体的介入是家庭问题外化的又一佐证。

　　心理治疗中家庭系统排列、叙事治疗等技术的运用就是使家庭问题外化，使潜意识意识化的过程，是处理家庭问题的良好方法。

挑战五：男尊女卑
　　女权时代一去不复返了。总体上看，东方文化一直要求女主内，男主外，大男子主义盛行。不谈用工制度、晋升选拔制度等方面男女的差异，就家庭伦理而言，男性的尊严、权威地位丝毫不容动摇。它们可以表现在家庭劳动分工、子女教育、财务管理诸方面。

女性参与社会劳动，承担社会工作的趋势不可逆转。一方面是女性受教育的水平不断提高，一方面是女性自我意识的进一步觉醒，女性参与社会劳动的机会大大增加，使得女性经济地位得到极大提升，在婚姻家庭中她们要求更多的民主与自由。

挑战六：男大当婚，女大当嫁

男大不婚，女大不嫁的趋势愈演愈烈。他们的恋爱婚姻观完全与传统文化不相容。

选择同居不婚的男女构成现代人生活的一大风景线。他们只为自我活着，只为今天活着，至于明天的事情、长远的事情，他们没心情去考虑。这种生活态度的背后受很多社会文化因素的影响。

同居生活可以降低生活成本。爱情不等于婚姻，情感的易变性与婚姻的不确定性使得婚姻风险加大。相比之下，同居是降低风险、利益最大化的绝好选择。

识别传统文化中之糟粕，解除其束缚，还青年以真正的自主与平等，让青年建构适合发展的精神理念才是社会应该倡导的。

27. 遇到邪恶的父母

"世上只有父母好"这句话不是真理。世上确实存在邪恶的父母。

2008年12月18日,年仅10岁的许侨青悲惨地结束了如花的生命。其亲生父母许某和、张某茸夫妇分别向罗湖警方供认,小侨青生前因学习成绩不好、爱撒谎,加上有尿床的毛病,夫妻俩分别殴打过她。女孩父亲被警方带回派出所调查……

一个七岁男孩生病去医院,因为不配合护士打针,被父亲狠狠地踢打20分钟,周围群众拉都拉不开。

娟子15岁那年被父亲首次性骚扰,一直到17岁娟子出现了精神异常才被家人发现。

父母之间因为不和发生争斗,又将愤怒转移至孩子身上,也是常见的情况。

为什么这些家庭不能成为孩子的避风港,反而成为孩子的"屠杀场"?究竟这些父母出了什么问题?

对孩子施暴的家庭很多是文化水平很低的群体。他们生活境遇不好，又缺乏法律常识，加上对"未成年保护法"的法律法规监管力度不够，家庭"邪恶力量"就得以生成。自身人格障碍的家长是制造邪恶的根源。

这些父母自身并不知道自己的邪恶来自哪里，甚至不知道自己就是邪恶的化身。他们人性中最丑陋的部分从来没有得到认清、遏制，而是任其发展。

家庭性伤害问题一直是令社会学家、心理学家感到棘手的问题。据国外学者在一家儿童福利机构的调查，严重精神分裂的孩子70%受到过性伤害。另外一个调查显示：对孩子进行性伤害的家长，自身可能也有早年性创伤史。我们呼吁家庭成员意识到这类事件的危害程度，必须引起高度警觉。

夫妻不和扯上孩子

夫妻不和，孩子很容易成为被利用的因素。尤其是感到自己很弱的一方，必然希望孩子跟自己站在一边以抗衡另外一方。有的孩子不敢跟受虐方站在一起，恐惧受到强权者的"打击报复"，但是心里是同情对自己真正关心照顾的一方。要知道孩子始终是夫妻战争最大的受害者。越是低龄孩子，受伤害越大。孩子因为恐惧家庭破裂产生的不安全感、自卑感，将给孩子带来一生难以补救的伤害。

缺乏幸福感的母亲

腊梅 20 岁了，长得很丰满，很漂亮，可是母亲并不喜欢她，还十分厌恶她。母亲常常使用的字眼是：看你这个妖精！你这个骚货！腊梅很迷惘，于是她愈来愈不愿意出门，还将自己的胸脯用布缠得紧紧的。在家庭访谈中了解到，腊梅母亲年轻时长得跟腊梅一样，很被人羡慕。现在年老色衰了，于是潜意识里的妒忌、恐惧开始作祟，她攻击女儿就是释放自己的恐惧与妒忌情绪。腊梅母亲很惊讶女儿的精神失常是因为受自己的语言伤害。真相被揭示之后，母亲态度发生转变，休整后的腊梅终于可以出门找工作了。

邪恶滋生邪恶，不健康的父母是邪恶的种子。但愿天下父母意识到人性中邪恶之丑陋，找出它的根源，对待邪恶就像对待生活垃圾一样，坚决给予清理出门，不要让邪恶的空气在家庭中散发。

觉察到自身的邪恶就要治疗。不用惧怕它，学习使用"杀毒剂"就好。你的觉察力就是最好的杀毒剂。

28. 面对生理孤独期

　　男孩从生理成熟到婚恋要经历一个很长的情感寂寞期，他们要独自面对生理性需求，我将这个阶段称为"生理孤独期"。

　　中国文化中一直宣传男性要有成就，要出人头地，男人天生要是个赢家。今天我们看到这样的文化其实对男性是不公平的。

　　不公平在于：忽略人的个体差异，一味要求男性成功是不现实的，不人道的。做个成功男人也挺难，他们的压力值得家庭、社会高度重视。

　　可以肯定，频繁手淫的问题与压力有关。性的确起到释放体内压力的作用。性张力的缓解过程，就是体内荷尔蒙升高到回落的过程。生理紧张——松弛的过程，带来精神的高度放松，性活动的自然生理性催眠的功效，让很多男性误以为它是身体放松的绝好方式，其实不然。

　　性活动的完成只是表面地释放了生理压力，但是深层次的心理压力却被掩饰了，压力的根源还在那里。性活动此时是个烟幕弹。

性活动的发起一定是意识层面工作的结果，也就是说，性意识被调动了，体内完成一次激活。反复激活性意识，对年轻人而言就是不断将能量转移到性活动中的过程。精液可以再生，但是能量不可再生。有限的时间和有限的能量，你怎样分配与使用？

人是一个有"选择性注意"特点的高等生物。你选择注意什么，就收获什么。心里有，眼里才有。换言之：你想收获什么就去高度关注什么！让简单快乐的东西影响我们寻找内在真正需求常常会使人更焦虑，因为简单快乐的性其实带给个体更多的是内在的空虚感和无助感。只有给性注入情感与被需求的衍生性内涵，性的魅力才会大放异彩。性是给爱人的礼遇与礼物！性也是对生命的礼赞与敬畏。

因为寂寞难耐而乱性的男生，必然要为自己的选择付出自我缺乏价值感的精神代价。

男生不一定要去遵循社会定义的标准去追求所谓的成功，但是没有生活目标和自律态度的男生也是很难被社会认同的，找个好女人的概率也将大大降低。

列个爱好清单，优先安排能够为生存带来更多好处的活动，积极投注自己的满腔热血，好男儿志在达成既定目标。

29. 80后父母的难题

如果您是80后孩子的父母,以下难题你一定会遇到。

(1) 孩子不喜欢跟你在一起,宁可花钱单独搬出去住。

(2) 孩子不喜欢与你分享、交流他的信息,对话都是敷衍。

(3) 尽管孩子已经长大,还是对他们很不放心,于是唠唠叨叨说个没完。

(4) 总是想着给孩子创造更好的物质条件,于是苦着自己。

(5) 父母希望的,孩子做不到,于是总是彼此抱怨。

(6) 孩子不断要求变化生活轨迹给父母造成很多困扰。

孩子是一只应该早早被放飞的鸽子,越是信任孩子的父母,越要早早训练他/她独立,随时准备放飞他/她。

记得读过曾奇峰先生的一本书,其中一句话是:孩子是用来抛弃的。这是一句很经典的精神分析师的思考。反向理解应该是,孩子出生的重要使命是为了抛弃父母。正是因为孩子不断在"背叛父母",他/她才会精神独立。独立是他/她成长的标志。他/她一再发出"请放开我吧"的呼声。可父母就是听不懂,或者是假装听不懂。

孩子们都是惧怕父母担心与焦虑的，都惧怕父母无意识投射的不信任情绪：想想父母那份疑惑的目光，疑惑的语言，难道孩子会开心，会快乐地去成长吗？

父母依然不断给孩子施加心理压力，包括对孩子寄予很高的期待，包括给予孩子更多的物质，如此举动传递的信息只有一个：你还小，你不够好，离开我你过不好……

父母恐惧孩子真正离开自己，因为是自己的依恋关系没有解决好，自己的精神空虚与日俱增。

当然，确实有另外一类孩子是一直不肯独立，不肯被放飞的。

总之，父母要想想：究竟是不是自己在妨碍孩子独立？是不是自己潜意识里不想放飞他/她？

请父母亲注意！事情往往就是朝着你潜意识希望的那个方向在发展的。你不希望他/她独立，他/她就去依赖，只要学会讨好你，他/她就可以享受被父母照顾的好处。可是，明智的孩子内心在哭泣！

"每天我出门，母亲都目送我到门口，甚至还趴在阳台上看，直到看不见我的身影……我稍微晚回家一会，她的电话就会追过来，我真的很痛苦。"这是一个26岁女生的哭诉。

父母与孩子之间有着那么多的纠结,那么多的爱恨情仇,剪不断,理还乱!

放飞他/她,习惯孤独,也是父母的必修课。

30. "疯子"的活法

这是催人疯的时代。你不疯不行!全世界的人都在疯,你不疯的本身就是"疯"。总归是入了疯人道,索性正儿八经学习如何"疯"的学问吧。疯也要疯出个水准。

在疯与不疯之间的情感状态下,内心也是纠结的。纠结于无聊与无助的情绪中,或者纠结于琐碎中,或者纠结在世俗性跟风攀比的烦恼中。看看整天抱怨的人吧,他们从不觉得自己很有价值,抱怨命运对自己不公,于是彻底地放弃新的探索。

在疯与不疯之间的人就是处于这样的情感状态中:有时候幻想(妄想)一下,更多的时候彻底放弃幻想回到现实,于是永远缺乏将幻想转化成现实的精神能量。还时不时提醒自己"那是不可能的",他们因为习惯告诫自己"那是不可能的",所以选择四平八稳的生活方式。

妄想、幻觉与梦想有必然的联系。人人都存在精神分裂的某些特征,如运用分裂机制实现自我精神保护,运用幻想满足自己的某些情感需要。幻想是象征性满足自我(或者叫代偿性满足),只是正常人可以分辨出自己何时是在妄想中，更多时候能够回到现实中，他们是有现实感的，而疯子则丧失了现实感。

很明显，造物主更青睐高级别的疯子——简称"高疯"。如果不出意外（遗传疾病等），人类的精神表现基本上还是在三种状态下：（1）在疯与不疯之间；（2）疯到必须入住疯人院；（3）做个高级别疯子，飞越疯人圈。

上帝并不希望人人疯到精神病院去，否则谁来承担现实压力和人类的苦难？世上要有更高级的"疯子"存在。"高疯"们有几个显著人格特征：（1）能打破常规。（2）会坚持自己认定的事情。（3）活在自己世界的同时，知道外面发生了什么，埋头做自己喜欢的事。（4）融入团体或者创造一个团体出来。

我们所说的精神病人换个角度去看，他们其实有自己的"幸福"，他们的生病无意识地实现了个人幸福。因为疯了就解离烦恼了，疯了就不再对社会对自己担负责任了。疯子们被人照顾的好与坏都不影响他们的主观幸福感指数。然而进入疯人院的疯子属于疯子中的最低级别。

假疯子与真疯子的区别是这样的：假疯子内心知道自己要什么，他疯着也明白！还有他疯着也有人爱！真疯子呢？真不知道自己是谁，自己要什么，更没有真爱。

假疯子命好！无畏地在广袤的世界自由存在！真疯子命惨，被逼着在高楼深院里傻乐。

很向往假疯的生活！像幽灵、像风、像雨露、也像大草原……无尽的美景尽在"疯"态中。

31. 思考剩男现象

最近一篇网文说，"女朋友只能靠抢，剩男问题严重"。男人抢老婆这也不是什么新问题。我们知道抢女人、抢亲一直构成人类婚配史上颇为惊险、壮观的一幕。

历史上就有王室成员与贵族通过决斗娶新娘的规则，更远古的记载也有很多英雄豪杰为女人发动民族大战的史篇，最著名的当属特洛伊之战和斯巴达之战。

男人必须靠实力吸引女人，这也是人类遗传基因的一大秘密武器，有力量的男人被允许获得更多交配权是进化的需要。在近亲结婚的风险没有被揭示之前，在男权社会里，一夫多妻就是很典型的靠实力竞争生殖权的。男人凭什么要女人养孩子？靠的是实力。所以男人必须有实力。有实力，女人自然青睐你。社会文明的进程打破了封建腐朽的一夫多妻制度和决斗抢亲的规则（非洲一些国家和一些伊斯兰国家依然保留一夫多妻制），但是在人类的基因密码里依然顽强地记录着"实力决定生殖力"的印记：女人需要找有实力的男性帮助完成生养后代的重大使命；男人靠实力找更多的女性交配，繁衍自己的后代……所以尽管现代社会里人们的婚恋观体现了多元化特点，可是女人傍大款、男人找情人的现象不会停止的深层原因就是人性的本能需要和人类进化基因的存在。

可喜可贺的是，对于男人的实力，现代社会已经给予了更具体化的评价。比如他有特殊技术是实力；有广泛的人脉资源是实力；有很好的亲和力和爱人的能力也是实力；甚至下厨房、当奶爸也是实力！有实力的男人怎么会剩下？

男人真正要担心的问题是如何让自己晋升到实力阶层去？

有一个在国外生活的博士男，娶了老婆，但是连简单的家务事都做不了也不想学，比如给自家院子锄草，安装窗帘，修抽水马桶、汽车等。这些事在国外请人很麻烦，不是找不到人，就是费用很贵。一次家里的淋浴设备和马桶坏了，正好是国庆节，他们根本找不到修理员，只好买些塑料桶凑合了几天。因为离婚咨询中多次被提起这些琐事，我才更加清楚地认识到，所谓实力男，就是在家庭需要的时候他能上阵。

一个会电脑维修的男医生，因为经常帮助一个女护士维护电脑而赢得那位护士的芳心。一个有各种维修技能，精通水电、电脑维护、烹调的中专生娶了一个硕士女做老婆，两口子日子过得很红火。

如果男人不学无术，抽烟、喝酒、赌博样样沾，又懒又馋，就是有钱有好爹也不值得优秀的女人去爱。

很多男人缺乏优雅得体的为人处世风范，缺乏绅士风度。如在公共场所高谈阔论，在酒店呵斥服务生；在公共场所抽烟，随地吐痰，衣冠不得体，口吐脏话，满腹牢骚等。这些个人举止以及标志性的特征都让女人一眼看透你不是很自爱的男人。

最近还看到一个节目说北欧一些国家，都是女人多，她们争相抢男人！假设没有语言障碍，你是否可以赢得洋女人的欢心？我知道很多外国男人找中国女人，而外国女人很难看上中国男人，这是因为文化差异和能力差异太大。一个外国女人需要很多生活技能才能应对生活的挑战，而很多男人大男子主义思想严重不说，还惧怕自己的母亲（恋母），因此给儿媳妇平添更多麻烦事。

记得一个天津的青少年心理教育工作者，她是一个男孩的母亲，她说儿子四岁就会帮助家里买酱油，七岁就会做饭，很会照顾同学，学习一直中等，但是却很受同学喜欢，总是被选举当班委。这位母亲说，自己培养儿子的目标之一就是让儿子将来成为体贴妻子的男人，给社会培养一个好人才。可见，好男人是可以从小被母亲培养的。

如果不懂做人做事，被女人剩下是你自己的问题。剩男的真相莫过如此。

32. 每一天都准备他要走

不管你是否觉得标题太雷人,很多80后的确就是这样想的:婚姻不能那么认真,如今谁还在乎是否长久?

这个世界什么都变化快,婚姻也不能逃出变化快的大趋势。"每天都准备他要走",这个心态已经将婚姻关系中最糟糕的事情考虑得很明白了,于是更多了几分对婚姻的胜算!这是让自己避免情感创伤的绝好心理演练。好比走进奥林匹克赛场参加一场重要比赛,输赢早已经不放在心上了。

结婚前心理就要有准备。首先不敢保证婚礼能如期进行,万一请柬发出去就改变主意不想举办婚礼了,他/她要是当真,这时你也别拦着,不办也没关系,还是比婚礼上新娘、新郎跑掉了要好吧。

婚姻没几天,他/她就跟你说没什么意思,太不自由了,你就跟他/她说:亲!我随时可以放你自由。他/她要走最好早走,早走大家都自由,省却了互相耗着的时间就等于延长了有价的生命,等于给自己再一次幸福的机会。

当初你们相爱，现在他/她变心了。那只是当初，纠缠当初就不对了。我们学会了及时放下，把他/她当成半路登上列车的旅客，最好不要忙着问他/她准备在哪里下车。他/她慢慢习惯坐在你身旁，看着他/她慢慢可以安顿自己紧张的情绪了，再告诉他/她你想去的方向，问他/她是否愿意一起继续前行？还请他/她放心，他/她可以申请换座位，可以随时下车。因为你100%肯定的是：自己身边只要空出位置，就会有人渴望坐过来。

只是，只是你不想那么快地接近另一张陌生的脸庞，于是你有权对新来的人说，对不起，你暂时坐这吧，我还在等我的爱人。

每一天都可能与昨天不同！每天都准备他要走。不是我们不想爱到地老天荒，也不是我们喜欢折腾，从人本主义的态度出发，尊重选择、尊重人性就是大爱。这才是爱的真谛。

我们知道爱不是靠掌控，而是要靠吸引，那么我们的重点当然是应该放在增加自身吸引力方面，不能丢失了自己。

每天睁开眼睛要做的第一件事情就是笑脸迎接新生活。比如静静地躺在床上做五次深呼吸，默念：活着真好，我感恩命运的提示，我要爱自己。第一次呼出悲观，吸入欢喜；第二次呼出恐惧，吸入信心；第三次呼出迷惘，吸入目标；第四次呼出慵懒，吸入积极；最后重复第四次，优雅地起身，开始享受新的一天！

爱他就要理解他，爱他就要放开他，爱他就再等等他。写到这，我想，"每天都准备他要走"的女人太智慧了，是升华版的心理防御。将他看成一个自由人，自己也就自由了。亲，你有这样的心境，好男人怎么舍得放开你呢！

33. 跟心理医生学说话

"为什么一个很爱我的人会伤害我？""为什么她们总是欺负我？""不喜欢这样的工作，可还要做下去。""我的人际关系总是很糟糕！"做心理咨询八年，感受了很多来访者的迷惘与无助。很多人以为咨询师只要用耳朵去倾听就够了，好像心理医生是一个心理垃圾的收货站。这是很大的误解。

每一个心灵都需要抚慰和滋养。生命是如此脆弱，生命需要更多的尊严。

如果你觉得自己需要知道自己是谁、该怎样和自己相处、该怎样做最好的自己这些问题，那么你与咨询师交流最应该有感觉。

语言是最高级的表达工具。训练有素的咨询师，一般具有很深厚的语言能力，他/她有能力说出简单却含义深刻的话，拉你出泥潭。

在生活中，每一个偶然的事情背后其实是一种必然。他/她可以听见你听不见的声音，看到你看不见的真相，帮助你找回属于你的幸福。

人类最大的痛苦来自于精神的痛苦。"左手拉着律师,右手拉着心理医生。"在西方国家,律师和心理医生是成功人士工作生活必需的"左膀右臂"。

在以下对话中,你听见了什么?
"我一直很不幸福。"——她说。
"真不简单,你一直在跟不幸做抗争。"——心理医生。

"我没办法跟他交流,他总是不想听我说。"——她说。
"你都说了什么好听的,让他竟然可以无言以对?"——心理医生。

"我想死了算了,我觉得好累好累。"——她说。
"很高兴你今天愿意来跟我讨论如何不累地活着。"——心理医生。

"他要是敢离婚我就让他痛苦一辈子。"——她说。
"看来他并没有感受到你是多么的爱他啊。"——心理医生。

"她怎么对我都行,就是别跟我说离婚。"——他说。

"听起来好像你一直纵容她折磨你啊。难怪她现在要离婚!"——心理医生。

"你怎么说是我纵容她呢?"——他很气愤地问。

"她怎么对你都行? 不是纵容是什么?"——心理医生。

"那不纵容她,该怎么办?"——他问。

"现在你已经有意愿寻找更好的相处方式了。"——心理医生。

改变你的表达方式便可以改变命运。跟心理医生学说话,跟随他/她看一张心灵的导航图,走出谜团。

34. 痛苦是自找的

痛苦像一把锋利的双刃剑，既可以成为割断命运之喉的利器，又可以成为生命强大的推动力。

有人说"自己跟别人不一样，别人能做到的，自己却不能做到，所以感到痛苦"。

为什么你一定要跟别人一样？你到底了解自己多少？痛苦不是你的专利，痛苦是普遍性的存在。而长久的痛苦却是自己吸引来的，因为你把痛苦重重地刻在心里了，所以它就在那里指引你！

人具备感受痛苦的能力，这说明我们是情感丰富的生命体，我们没有退行到隔离情绪的不良心理状态中，但是也无需将其刻入心头。体验到它并将之转化成另一种心境：谢谢"痛苦"的提醒，我知道自己需要改变一些事情，我恢复了继续出发的勇气！

痛苦是自找的！心理学理论是这样解释的：本能中有一种死本能，它与生本能共存。死本能驱动人们去关注痛苦，于是被死亡引力吸引。

关注痛苦会吸引更大的痛苦。也许你是无意识地放大了痛苦，希望借此得到更多的同情与怜悯，那么外来的这种怜悯本身也成为心灵的负担。我们真正需要的不是被怜悯而是被理解和支持。

　　让内心不再恐惧痛苦，让我们接受它和我们本心在一起：无畏、无悲、无怨无悔。感念过去的痛苦，没有过去痛苦的参照，哪有今天幸福的味道！

　　痛苦不值得不断地被感受，该放下就放下。

35. 找回安全感

中国近几十年无战事,已经算是最大的幸事了。战争、大规模的瘟疫、自然灾害是对人类安全感最大的威胁!

即便是相对和平的环境下,人类还是普遍缺乏安全感。不是担心物价上涨,就是担心职业前景;不是担心医疗养老问题,就是担心子女问题;解决了生存问题,又面临精神需求问题。失业、财产损失、地位丧失都令一些人精神崩溃,哪怕是不被身边的人认同,都会让人觉得不安全。有钱人也被不安全感吞噬着,大多是精神需求出了问题。

社会上普遍存在的各种歧视也是造成人们不安全感的主要因素。地位歧视、性别歧视、年龄歧视、健康歧视、文化歧视,看得见与看不见的歧视和敌意都令我们感到不舒服,都是不安全的因素。

个人安全感是健康生活的基础。没有安全感的个人一定时时紧张,如果精力全部消耗在应对生活危机之上了,哪有进步可言?

看来,我们的生命基因里没有被设置直接抗击不安全感的物质。因此人类在应对不安全感时格外需要借助后天的努力。

如果你正在阅读本章，无论你是处于什么环境下：人身是否自由，经济是否独立，工作、情感是否遇到麻烦，甚至可能正遭遇某种创伤，都可以从中获取一个有效的方法找回属于自己的安全感。

首先我们在身体层面上就可以发现自己的不安全感信号：手心出汗、心跳加快、头痛、嗓子发紧、发声困难、结巴、脑子僵硬、身体紧绷状态、眼神躲闪、尿急；行为方式上不安全感信号则有：声音突然高扬、情绪激动、词不达意、畏畏缩缩、心不在焉。这些信号提示我们一定有什么事情或者有人打破了你的安全感防线。

如何建构个人深层次安全感？让我们在任何情境下都安然无恙？经过笔者近十几年的探讨和训练，以下七个基本态度可以将我们带回到自我安全感中心来。

（1）任何时候你都相信自己有价值，不怕被打击。

（2）知道自己不是惹起事端的那个人，因此心里坦荡荡。

（3）可以在不好的事情中，看到积极的东西。

（4）总是尽量给身边的人送去支持的眼神、语言和实际的帮助。

（5）专心在自己的目标上，很少被外界事物分心。

（6）接受自己的现状，承认自己是一切的根源，因此学会不去抱怨。

(7) 随时保持与积极事物、美好情感的链接。

在自我训练中,禅坐是一个很方便的方式,或者随时随地的禅意,让自己沐浴在自我营造的明净思维里。随时察觉喜悦的念头,即使是身处嘈杂的环境里,也能即刻让心灵宁静下来。现状是什么就是什么,臣服当下这一切的境遇,接受当下的处境,心就是开放的,整个意识是开放的。你会清楚意识到一切存在都是合理的!

珍视每一个身边的事情和人,从每一件事情中看到你想看的,摒弃糟糕的想法;从每一个来到你面前的人身上去看你喜欢的特质,去接受并享受这些特质。每一天、每一次都是独一无二的旅程!这是你生命的片段,值得珍视。

安全感的本质是自己对情绪的可控制感。你知道情绪总是自己可以控制的,不管外界发生什么你都可以对自己的情绪进行调整与掌控。语言的意义自己可以重新定义,听你想听的,看你想看的。即使听到了或看到了不好的东西,你都可以重新定义。

安全感一旦找回,个人内心世界一定随之扩大,所有的事情也会随着你的开放心态变得容易起来。安全感将带来平静、自信与效率。

36. 正视心理阴影

每个人都有心理阴影，就像太阳照在建筑物上、树上，地上就会出现一道阴影一样。心理阴影是我们对事物消极的看法与感受。

很多时间我们不愿意承认阴影的存在。阴影可能是本身自己不好的那个部分给自己的压力，或者是由于外界事物我们不接受所致。如果我们自己不接受阴影，就等于自愿活在阴影的恐惧中。

我们到底不喜欢哪些自身的阴影呢？比较常见的是否定自己的外貌，不喜欢自己身边的某些人，嫉妒别人的成绩，自己编造谎言，一切自己认为不如人的地方，都可能构成我们内心的一道阴影。

另一种是对外界事物的看法引起的心理阴影：每当不喜欢的事情发生，自己就会生气或沮丧；有人说某一类的话，我们会不开心，不知不觉中我们被这道阴影笼罩了全身。

其实很多时候，人将自己关在了自己观念编织的牢笼里面，一点都不自由。

阴影就是一种内心观念。当我们看到自己的负面情绪老是被外界的人、事、物挑起的时候，如果能够立刻顿悟，产生一个新的想法：我可以有自由。不管外面发生什么事情，我都能维持一颗平安喜悦的心！

我们知道语言只是一个符号！如果从语言初始，将丑定义成美，那么人家说你丑就是说你美；如果开始把白菜译成蘑菇，那么白菜就是蘑菇，所以语言的意义可以转换。我们需要学习这种积极的转换语言的技巧。

有人说你什么也不是，你想，我是不是太厉害了？

有人故意为难你，你想，他真是会给我机会展示呢！

带着这个意念生活，我们马上就会发现自己的生命开始有了变化。每次负面情绪升起的时候，都紧盯住这个情绪，反复问自己："是什么样的想法，让我产生这样的情绪？"即使你知道是自己的想法让你不快乐，还是忍不住责怪那个人、那件事，都没有关系。只要抱定一个新观念："一切都是我的观念想法造成的。"我们让自己慢慢走出以往机械性的、错误的自动思维模式，对自己的情绪有更多的自主权，我们就不再惧怕阴影的存在。

每个人对心理阴影的防范能力是不同的，我们需要保护别人的心理界限，不要不经过别人允许就去窥视别人的阴影，还踩着别人的阴影不放。阴影保护着人们的自尊与伤口。当别人不愿意走出阴影时，唯有理解、陪伴他们才是我们最应该做的。相信每个人都有自己走出阴影的能力。

37. 贫穷与贪恋

贫穷是自己的责任，贫穷是有原因的。让一个没有解决温饱问题的人感受活着多么幸福，这实在是变相实施精神摧残。在这个意义上说，消灭贫穷是个人、家庭、国家最大的幸福工程。贫穷是一切不幸的根源，贫穷也是一切罪恶的根源。有些人的贫穷是自找的，比如不思进取、好吃懒做，这种人的贫穷首先是观念上的贫穷。企业要是花钱"养"这样的员工其实是一种资源浪费，用错人是一种企业自杀行为。

企业争取利润最大化的根本途径是找到那些有不断进取意识的员工。

以简单的生存需要来讲，有饭吃，有衣穿，有居所，就已经脱贫了。

有资源的人都不会贫穷，如土地（自然）资源、体力（健康）资源、智力资源、亲情（爱）资源、货币资源、信息资源、权力资源等，是资源就有交换价值。

什么人会一无所有？也许可以夸张地说：只有死人没有资源。

贫穷与贪恋

人活着的基本尊严是建立在脱贫致富基础上的。先在物质上脱贫，再在精神上脱贫。

人只要能脱贫，就一定有条件谈致富。

从本质上看，人一生贪恋两样东西：贪恋物质享受与精神享受。这两者贪恋是不可分割的。

拥有必要的物质条件不算是贪恋，必要的物质基础也是幸福的基础。

观念贫穷的人，无意识选择了精神上的颓废。

想致富的人，首先要在观念上打破旧观念的束缚。要有一点小小的贪恋，贪恋本身具有吸引力，这种东西可以指引人们自我发展。

贪恋不是坏东西，人就是需要贪恋来维系自我存在。人可以贪恋读书，游山玩水，享受精神生活；人可以贪恋金钱，通过正当手段去获取金钱；人可以贪恋任何为社会所赞许、为自己所接受的生活方式。贪恋有度不会殃及健康。

贪恋的心理资本强大，获取资源交换的资本便增多，因此，要先让人格健全起来，这样才是迈向远离贫穷的正确之路。

要想富，先自助。

38. 死亡与重生

时时放下，就是一种死亡，是哲学意义的死亡。不执着就是死亡，放下的当下就获得新生。

顺畅心境下当为则为，就产生正性力量，否则就是纠结。在纠结处停下来，去看，去观察自己的纠结。直到你能够看到所纠结的不过是一种贪婪、一种欲望罢了；名声、地位、影响、房子、票子……放下过多的贪婪，放下过多的欲望，放下就获得新生。

不执着不是不精进，而是不固着。固着了就无法向前了，固着就是一种不死，不死怎能重生！

记得有本科幻小说记载长寿国的故事：由于人们没有死亡的权利，却必须长年累月地忍受旁人的疲劳轰炸，精神都快要崩溃了，真是痛不欲生，却又有求死不可得的无奈，长寿反而成了生命的无期徒刑，永远的精神负担。这一则长寿的故事，虽只是个寓言，却有值得我们深思的地方。

换个角度来说，由于我们会死，才显出生的可贵，才能更珍惜

死亡与重生

亲情和友情；也因背负死亡的阴影，彼此有多一天的相聚，就多一份的情谊与幸福，因为今日的暂别到了明日可能已阴阳两隔了。所以透过这种宇宙的大自然规律，无常律来看世界，实在是太美妙了。人活着虽有众苦煎熬的烦恼，可是苦乐的本身并没有恒常的绝对性，苦乐的感受是决定在心的。所以当各种苦痛临身时，包括疾病来临，我们若不能善用心灵的力量来转苦为乐，我们可能在恶性循环下犯更多的错误，引来更大的灾难。以苦为师，来提升自己，唯有经过心灵的历练，我们才能安详自在，而超脱生死的羁绊。

也许有人会问，既然脱离生死，那就是永远的不老不死了。所谓的脱离，是说我们的心已静如止水，各种烦恼、灾祸的境遇，再也无法撼动我们这颗平和的心。以平和的心来面对事物，自能化险为夷，化戾气为祥和。如此，烦恼的种子就无法在清净的心田里生根发芽。

一样的事物，即有两样的心情，所获得的果实也全然不同。这就是心灵的魔术——由于意境不同，有人看到的是阴霾，有人看到的是晴空。所以人间的一切苦乐生死完全看你用什么心境来面对它，转换它，它会因你的技巧而呈现不同色彩来与你相呼应。因此，只要我们善于使用心灵的魔棒，让它频频指向快乐，我们的人生就能充满光明喜悦。那么这里就是人间天堂，是新生。如果因我们没有妥善处理自己的内在生死观，使得外在世界变得一团糟，那么活着也是等于死亡。

　　死亡就是摆脱种种假象与执着，无论我们执着的是容貌、财富，还是其他观念，只要有执着，就是在抓住死亡。

　　印度克里希穆提在《生与死的冥想》一书中提出一个很哲学的概念：生死是一体的，不可分开。生死合一的人无生无死。这也跟佛教的六道轮回说相似。

　　我们应该接受让过去死亡的理念，因为每一刻都成为过去！我们无需留恋、执着过去，这就是让自己随时获得了重生。活在新生中，像初生的婴儿一样富有朝气与活力！

39. 拒绝"免费午餐"

品茗、斟酒、闻香、招待吃喝，只要您肯花时间，各种名义的邀请帖子在群里、圈里、手机上流传着。好奇也好，有交友动机也罢，总之你准备去参加这类免费主题聚会，而主题又不是你平日关注的，就要准备好被催眠。

如果幸运，遇到"施术者"有点味道，口才、素材都还不赖，那么增加了点学问也有些乐趣。要是判断力差点，不小心去了没什么价值的聚会，就等于现实地玩了一次自杀——不要命，但是心要滴血。除非会隔离情绪或者在那里练习禅意（假禅意也行），也就不会为虚度时光懊恼了。

今天人们习惯"麻木"，喜欢故作洒脱地说"我根本不在乎"，于是逃避了现实的压力和责任。

邀请者很满足，满足了自己的"布道"需要，看看他们在那里口若悬河的状态，脸上无误地写着"我很快乐"！拥有听众的满足感从来不比一场华丽的演出来得逊色。

只有傻瓜才会做忠实的听众！尽管有人愿意提供免费的招待。

付费的好处在于你可以表达自己的需要，你有权做真实的自己。

咨询师为什么要收费？也是这个道理。收费体现供需关系，体现认同，体现价值。不想为此付费的人，只有三种情况：觉得自己的问题无价值；认为咨询师无价值；确实囊中羞涩。

好的适合你的咨询师不可多得！他们在自我精进的道路上付出了很昂贵的成本，累积知识底蕴不说，他们还需要不断地自我继续教育，更要在工作中付出高贵的情感，同理并消耗自己的精气神。他们满足你的自恋，陪伴你走出阴霾的日子，助你成长。付费咨询是平等与价值尊重，付费也是自我尊重，它是成长的必要成本。所以付出该付出的是一种精神成长，更是一种境界。

我们不是精神乞丐，请拒绝免费的午餐。

40. 人生没有回头路

走了很多路之后，知道人生没有回头路，过去了就永远过去了。最糟糕的状况是：有些人由于早年的创伤经历被自己深深刻印在脑际，于是刻板地不断回头看过去，越看内心的自己愈小，小到无法自己，向前看的能力被自己削弱了，于是错过了向前走的机会。

曾参加过不同风格的国际心理剧导师的工作坊。一个导师允许学员从头到尾的哭泣，抱怨自己的父母、抱怨自己受到的不公正待遇。这边哭泣，那边一些人围着诉说着，拍肩的拍肩，拥抱的拥抱。如果这个诉说者一直哭，大家就一直拍着抱着。另一个导师则不是这样，她不会允许一个人反复哭泣，如果诉说者不听，继续在现场哭诉，导师会让助手将她带离主场，让她在一边坐着，并且由助理陪在那里，其他人继续工作。她的教学理念是：总是哭泣的人没有力量。你要面对，而不要只是哭泣。

生活中确实遇到一些习惯让自己浸泡在哀伤与愤怒中的人。他们往往是病得很重的人。比如偏执型人格障碍、精神分裂合并人格障碍、双向情感障碍的病人。

那年我遇到了她。她就是一个只会哭泣和抱怨的少女。的确，她生母早逝，父亲另外娶妻生子，对她很不好，从此她便被家庭抛弃。14岁遭强暴后，又一再陷于男人的圈套……她的遭遇真的很惨很惨。她一遍一遍不断重复自己的哀伤，不时的愤怒会席卷整个房间，医生如果制止她等于重复她继母和父亲的行径：忽视她，压制她，不许她发脾气。医生不制止她，便要忍受她无休止的负面情绪带来的压抑感，甚至差不多要跟她一样的愤怒（反移情）了。这个精神健康状态很差的少女，认知能力也发生了很大的损伤，那个阶段除了可以在心理医生处获得支持外，她还有什么出路呢？于是充当她的新的重要他人（理想的母亲），只有陪伴。尽管时常感到要被她吸干，但是我没有被她吓住，一年时间就这样支持着她。

终于有一天我问她："你可以不哭了吗"？她说："哭有什么用！"她有了自我觉察。

她说：如果我母亲还在，如果我父亲不怕老婆，如果爸爸让我多读点书，我就不会……接着她说了一句话：我又无法选择家庭，我必须过自己的生活。她这句话，我等了近两年。

人生不能重来，人生没有回头路。对于过去的伤痛，不是需要彻底忘却，它是无法被忘却的。但是若以举重若轻的态度旧事重提，至少说明自己已经可以面对它了。不再反复哭泣就是修复的开始。

　　但是一些没有能力停止回头看的人，可能是一种心理疾病状态。他/她的内心情感停留在类似儿童的水平。对于这种人不能马上要求他/她停止哭泣和抱怨，他/她需要很长的时间来修复创伤。遇到没有经验者，几次就被他/她的症状"感染"了。

　　不断重复哀伤是再次自我伤害！向左看，向右看，很多人也跟我们一样，她们都选择了重新开始。生活要继续，停止哭泣与抱怨，请你向前看，我们也许会少些遗憾。

41. 行走莫与路为仇

职场是"战场",有利己利他的抗争
职场非"战场",乃生存发展之修道

"我从部队转业到地方工作已经第五个年头了,被分配在一个机关做副书记。比起其他战友,我的工作条件真是很好了:一个人一间工作室,还有助理,出门办事有车,还享受年度带薪休假。物质上比部队要优厚许多,可是我一直不开心。闲下来我也用心琢磨过,可能是因为政府落实'军转干'政策不到位,对待遇不满意?抑或是工作上尽是些婆婆妈妈的事不开心?反正不喜欢上班,一想这辈子就这样了,心都凉得慌,上班总是提不起什么精神头,真是人在曹营心在汉。"——一名转业干部的来信。

张涛是一名中专生,毕业后来到一家企业做安检,三年下来成为最有经验的老职工。可是最近越来越不想上班,反正自己是"老大",也无人敢管,上班也不用打卡,于是早上九点去,有时候十点到,有事也让徒弟去做,徒弟搞不定的事情他才帮助处理一下。待遇不怎么好，也还过得去。干好干坏差不多，因此也没什么积极性了。下班打发时间的最有效方式就是去泡吧，去嗨歌，有时候约几个朋友一起去吃宵夜，总之没有什么心思在工作上。想过跳槽，又不知道如何选择新的职业，心里也是觉得很迷茫，但迷茫归迷茫，日子还是这样不紧不慢地过着。

以上两个案例都是职场上随处可见的现象，心理学给它这样一个名词叫"职业倦怠"。

一个人长期从事某种职业，在日复一日重复机械的作业中，渐渐会产生一种疲惫、困乏，甚至厌倦的心理，在工作中难以提起兴致，打不起精神，只是依仗着一种惯性来工作。据调查：高级工人、教师、警察、中层管理者、金融业、服务业的人都是"职业倦怠"高发人群。

上面两个例子都有一个共同的行为表现：工作中提不起劲头，得过且过。虽然他们的位置在那里放着，没有人能够指指点点说三道四威胁他们，但是他们还是觉得不舒服，觉得需要做些改变的事情。

症状、表现是表象，倦怠背后的真正原因还是个体感受了内在出现的发展"动力"，潜意识发出了"不该停留"在原地的信息，却因为习惯性的力量牵制，维系了倦怠的"假象"存在。当症状出现时其实已经有两种力量在暗中博弈了。体验到的一种情绪是：我厌倦这种工作，所以我上班混时间（习惯性力量）；另一种情绪是：我要做点什么，不能就这样混下去。看哪种力量更大，通常只有改变的力量很强烈时才能推动自己。

打破舒适圈，让自己不舒适，这对很多人而言是很难实践的。正是改变需要否定自己的过去，即使不是全面自我否定，也是部分自我否定，这样的人才能自我突破。好比破茧化蝶，没有经历层层蜕皮的剧痛，哪能再生？

积极心理学将人的一切生活现状都看成是你自己需要负责的。认为是你自己造成了你的目前处境，是你的选择决定了你的目前结果。一切皆由心生。是你自身的吸引力在工作，吸引那些事情在你身边！

如果一个人只是主观上不接受现状，客观上还是依照原样，那就是他的内在能量不足以带来改变。那是他自己的原因！他要么继续活在冲突中，要么提升正能量，打破习惯的思考模式和行为模式。

找出那个深刻影响自己的思考模式行为模式才是解决问题之道。正如佛教所指：一切是因为无明、无知。

心不在职场的人以为自己很高明，骗过了很多眼睛，成功地伪装了起来，其实只是自欺欺人。这样貌合神离的状况是我们所说的精神分裂，是让人心力憔悴的罪魁，是自我诋毁的最好武器。增长的是负性的能量——让死本能在领引着步入更深的深渊。

骗不过去也逃不出去，今生今世的事情自己不去摆平，还等着将劣势基因遗传给子孙后代吗？何况现实的心理环境不好，过得不如心意，谈什么生活质量呢？

不是别人造成了你的现在，自己是一切的根源。当你不再认为自己无能为力之时，那个新生力量自然会增长。

抱怨不是跟心的对话而是为自己开脱，为自己找借口！只有全然地接纳自己，虔诚地跟自己的心灵对话，让影响你的那个力量解放出来，你的改变自然会发生！

人在职场心不逃离。这里的"自我对话法"也是自我暗示法是我在教学和咨询中经常使用的，很管用，借此分享给大家。

上班前自语三遍：（1）天下没有白拿的钱，是自己选择留在这里的！（2）哪里都有问题！因此我要享受工作中的问题，感谢它锻炼我的能力。（3）我知道自己很优秀，我不需要靠别人的评论证明什么。无论是简单的事情还是复杂的事情，我都一样认真努力了，因此我受益良多。

行走莫与路为仇，做事不与事为敌，以感恩的心态善待生命的分分秒秒，职场即人生。活在觉慧中，不再迷茫。

42. 人只能自我救赎

一次，参加心理剧龚老师的工作坊，课间我和另外几个学员拿相机拍了几张照片，被人告状了（一般有规定，课上不许录音与拍照），龚老师问是谁拍了？几个拍照的人都不吭声，就我举手承认了，被要求当场删除掉。我不服，于是申辩说："规定课上不许拍照，我并没有违规呀！"龚老师严声说："闭上嘴！"我更加不服，继续说："您是大师，我本来很尊重您的，您不让我为自己申辩，我很生气，现在正好有一个机会学习一下怎么跟大师您对话。"当时场上的气氛都凝固了……

课后，龚老师专门让她的助手、台湾的朱老师找到我，跟我说对不起。

我很感动：一个76岁的老人，一个被视为大师级的人物居然肯为课上的一件小事派人来道歉。

几年后，我去观摩一次家庭系统排列课堂，课上我提了一个问题，也被某位"大师"制止了！我倒是没有在意他的制止行为，反倒是他自己觉察了，课间马上跑过来致歉。

接着上面那次小闹剧说事。我也深入思考一个问题：为什么龚老师那么严厉地不让我说话？我后来想明白了。那是一个有 60 人参加的工作坊，维持一个动态的系统运行，需要消耗她很多能量，她需要控制场面。我体会不到她的难处，那是我的问题。在那个当下，我们需要共同维护一个更大的系统，服从那个系统，让她如期完成课程，让参加者收获更大。我自己的不舒服是需要忍一忍的。团体就是这样：小系统服从大系统，个人服从团体。谁都不能任意破坏系统规则，让系统处于不能自动工作状态。

古人说：书中自有颜如玉，书中自有黄金屋。我不敢完全苟同。但是，我认同读好书可以明志，读对书可以使人睿智。有一条至理名言我十分尊崇：读万卷书不如行万里路，行万里路不如阅人无数，阅人无数不如名师指路。

能够不断以更成熟的心态去面对一切人和事物，将能做的事情做得更好一点。这是我个人在职业助人道路上的自我救赎行为。

43. 安全开放式沟通

很多问题源于人际沟通障碍。仅以三段对话说明一下何为开放式与封闭式对话。

内科医生与患者开放式对话

医生：您得了高血压。可以选择吃药。

病人：不吃药会怎样？

医生：如果严重了会发生中风和冠心病，丧失劳动能力，生活自理困难，有可能死亡。

病人：像我的情况，得这些严重疾病的概率是多少？

医生：据研究，五年内10%。

病人：如果我吃药，会不得吗？

医生：也还有可能，只是几率降了30%。

病人：30%是什么意思？

医生：就是说原来你的患病率是10%，吃药后是7%。

病人：你是说：33个高血压病人中，有一个因为服药不会加重，另外32个吃不吃都一样？

医生：是这个意思。幸运的几率是3%，不幸的几率是97%。

病人：那我是幸运的还是不幸运的？

医生：没有人能告诉你。

病人：那么药贵吗？

医生：便宜的每年500元，贵的上千元。

病人：五年2500元，还只有3%的几率。吃药还有副作用，那我还是把钱花在别处算了。

医生：选择权在于你……

这段对话的启示至少有三点：

1. 患者问的问题很专业。
2. 医生开放资讯很充分。
3. 患者对自己的健康负责！

夫妻开放式对话

妻子：最近你很忙吗？

丈夫：还好呀。

妻子：那为什么回家很晚？

丈夫：我下班后下载电影呢，怎么你希望我早回家？

妻子：嗯。我想我们还是一起吃晚饭好。

丈夫：还是你先吃吧，你总是吃素。我又不吃。
妻子：那我还是希望你下班早回家，不然我很不安心。
丈夫：你还担心什么？
妻子：不担心别的啊，难道我会担心你出去玩女人吗？
丈夫：那说不定啊！
妻子：你以为我会吃醋？
丈夫：看来你根本不把我当回事了嘛。
妻子：少来了。你知道我太把你当一回事了。
丈夫：嗯，以后尽量早回。

这段对话的启示是：夫妻之间沟通无障碍，很开放，情感表达很自如。

如果将上段夫妻对话变成封闭式对话就是这样：
妻子：你为什么回家这么晚？
丈夫：不算晚吧。我在下载电影。
妻子：还不晚！都是八点以后到家，害得我一直等你。
丈夫：谁让你等啊！你该干嘛就干嘛，别老盯着我。
妻子：你以为我很愿意盯着你是吗？
丈夫：你不盯着我干嘛总是催我回家？
妻子：我就是想一起吃晚饭。

丈夫：没必要吧，又吃不到一块去。

妻子：那也要一起吃！

丈夫：别这样要求行不？

妻子：不行！你完全不把家当家了。

丈夫：我怎么不把家当家了？不就是晚回了一会吗？

妻子：你不拿我当回事！

丈夫：你要我几点回我就要几点回，这样你才满意是吗？

妻子：谁敢这样要求你？你听过我的话吗？

丈夫：又来了！还是晚点回好，免得听你唠叨个没完。

　　这段对话的特点是什么：关注点很窄，纠集在一个点上，语气是指责性的，不良情绪在对话中逐渐上升而不是下降。

　　安全开放式对话的要点有三：（1）以信任为前提，不责问；（2）以平和语气贯穿对话全过程；（3）照顾对方的情感需求。

　　掌握沟通技巧从安全开放式对话开始。

44. 除非谎言很美丽

人人都希望知道更多的信息,尤其与自己有关的信息,一点都不想放过。

为什么要说谎?为什么要隐瞒?无非是为了利益。

刚刚看了一部电影《变种异煞》,讲述的是在现代科技生活中的人由于信息几乎是全部公开的,被掌控着的,个人几乎没有隐私可言。一个人若完全没有隐私,一切都是透明的,就像你站在放射仪前,X光能将你的五脏六腑照得一清二楚,这其实对很多人而言是十分可怕的一件事情。比如网络上的人肉搜索,听起来就十分恐惧!

由于信息的交叉性与传播性,越来越有点像生活在X光面前,自以为做事很隐蔽,以为没有人知道你做的那些事情,那无疑是自欺欺人。俗话说得好:"世上没有不透风的墙","要想人不知,除非己莫为"。

大家知道心理学上有个概念叫窥私欲。这是人的本能之一。

如果生活中需要处处设防,人怎么活?如果需要不断编织谎言,你又该如何活?

所以说，练就一种诚实与坦荡的处世风格，不啻是上帝给我们的一份厚礼。有了这样的生活态度，哪怕处在最复杂的人际关系网中，我们照样可以活得游刃有余，活得自在舒坦。

说谎其实是很辛苦的事情。因为，一个谎话，要编十个谎话来掩饰！说谎也是我们所说的心理防御，是精神分裂。当我们高级的防御机制没有建构起来时自然只能采用这种低级的防御机制来自我保护。分裂也是自我保护。可是人如果总是分裂，神经系统难免受到威胁，这是很不健康的心理状态。我们知道，严重的精神分裂患者几乎终身需要依赖药物治疗。

为什么要说谎？为什么要隐瞒？细细分析一下，无非是为了利益。如果我们并没有侵害别人的利益，如果我们也不怕别人侵害我们自身的利益，那我们还需要担心吗？需要说谎吗？

话说回来，人一点谎话不说也很难。比如善意的谎话有时候还是难免要说的。善意的谎言动机是好的，是不想伤害人的。比如我们也会违心地对一个不漂亮的人说：我觉得你挺美呀。对一个身患绝症的人说：你会好起来的。诸如此类美丽的谎言。

但是工作中真诚待人，对公共事务保持诚实的态度，绝对让自己受益良多。诚实可以让复杂的事情变得简单，让简单的事情变得美好。从心身健康的角度看：诚实的人心理资本丰厚，丰厚的资本就是一笔财富。

45. 成为自己的治疗师

每一个人都是一本厚重的书，无论是从哪里开始阅读，你都无法阅读他的全部。他的背后是一部历史：个人、家庭、种族、民族乃至整个自然界都凝结在这部书籍中！

每个个体都有很多故事，每个故事都有很多根本无法解开的谜。唯有深怀恭敬与慈悲之心，用一生去关照、体察、理解他们，我们似乎才可以窥见一点点关于人心、人性的真知。在这个过程，别说那些敌意、攻击与指责的态度会让心门紧紧关闭了，就是简单、粗糙、疏忽就足以使得人与人之间变得陌生起来。每个心灵都是一个神秘与深邃的国度，你才是可以带领自己走向那里的使者。

为了这趟心灵的约会，不同信仰的人们使用了相同的办法：自我修炼与自我成长。在自我探索的路上，很多人也是一掷千金奔入各种学习课堂。

中国是个发展中国家，与发达国家不同的是，心理咨询服务不能被普遍纳入医疗保险范畴。追求心理健康在经济层面上看，的确是个很奢侈的消费。然而，追求心灵的自由与自我超越，是人们在温饱问题解决之后的必然选择。

追求人格完善是人类一种高贵的精神诉求，值得用毕生去完成。

好的咨询师可以给你一个方法和态度的参照体，但是真正了解自己和解决问题的人只能是你自己！找一个称职的咨询师陪伴一段时间是可以的，但是他（她）不能陪伴你一生。坚持参加一个好的成长小组，慢慢就培养出看清自己问题的特殊能力了，你完全有能力解决自己的大部分问题。

案例

李某（男），现年40岁，大学本科学历，技术员

因为与上级发生激烈争吵，很愤怒，动手打了领导，被送进精神病医院，被诊断为"情感障碍"，随后在医院治疗一个月（服用抗精神分裂的药物）。出院后，仍然继续服药至今。李某的自助之路：他自此开始阅读心理书籍，搞清楚了自己的病因之后，找到一个团体，坚持跟随了数年，从一个动不动就发脾气的人，成为一个比较理性的人。婚姻很稳定，孩子很健康，如今他自己也成长为情感方面的专家了。

朱某（女），现年37岁，私营企业老板

因为离婚、再婚的情绪困扰找到心理医生。经过了近半年的学习，选择进入各种成长团体，学习如何打开自己的内心，接受过去，自我接纳，修复了很多创伤。

之前，她的生意像一团乱麻；之后，她的企业蒸蒸日上。如今她自己也开了一家文化传播公司，但是她还是继续跟随自己的小组导师，不断自我突破。

闫某（女），现年50岁，大专学历

因为不知道自己为什么不快乐，开始参加各种各样的心理培训，成了培训专业户，但是她还是不快乐！后来自己找到我们小组。开始跟随小组自我探索两年，发现自己不快乐的原因是迷失了自我，由于家庭教育方式的缺憾，使得她在性别认同方面产生了困惑。

三年过去了，她开始了自己的全新生活，成为一名心理学爱好者。

不要迷信大师，你自己就是自己的大师。如同自己得了慢性病，自己是最好的调理师和治疗师。成为自己最好的治疗师不是神话！

46. 最好的疗愈

对于梦，弗洛伊德指出两点：梦是潜意识的达成；解析梦是寻找潜意识的路径。

每个人都有梦。做梦是上帝送给人类的特别礼物，无论是白日梦，还是冥冥之中的梦，都一样承载着每个个体的理想与希望。有了这些梦，人们才有继续前行的勇气。

无数逐梦者必定要经历种种所谓失败的心灵打击。有些打击可以成为财富，有些打击却成为创伤。创伤事件总是或多或少地影响我们再次出发的动力，因为很少有人能够在旧伤没有复原的时候具有新的能量再次搏击风浪。有人愿意疗伤后再次去逐梦，有人即使伤口已经愈合，仍会放弃梦想，甚至越来越不敢做梦了。

选择放弃追逐梦想的人，其实还没有完全疗好伤。他们只是把外伤变成了内伤，外伤是很怕被人看见的，于是受伤了会即刻自己缝上伤口。可是内伤呢？那种只有自己可以觉察的内伤，并不因为别人看不见就不存在了。每每触景生情，你的伤还是如刀割般作痛。

人们其实不关心你的外伤或者内伤什么的,人们早就忘记了你有伤(甚至不知道是他曾经给你制造了一些伤),人们只会注意新的事物,注意今天的事物。执着于自己过去的痛本身就是"伤",如果执着这个曾经的痛有助于新的成长,那痛的就有价值。

人类能理性控制自己的内在情绪、欲望与行为,个体有向死而生的智慧。

最好的疗愈就是继续去追逐梦想。

47. 心理自助很简单

自己的今天是昨天造成的，自己的昨天是早年生活经历造成的，所以，要开始一个好的今天，必须有能力检视过去，超越早年的经历，自助是要完成这种超越。

菜根谭心理自助三招式

第一招　看电影，讲案例，参加课程体验。理解生命的故事以及故事背后的心理学语义。

第二招　心理自助小组三阶段

第一阶段：心理医生（或者自助小组）用心理学原理帮助你看到自己过去的成长历史，你的现在；找到我们的个人特质，帮助看清自己的人格缺陷；看清楚我们与原生家庭成员的关系模式以及与新组家庭成员的关系模式。

第二阶段：心理医生在你同意之下（或者小组）陪着你小心打开心门上一把把历史的锈锁头，进入心灵世界，将多年沉积的垃圾清理出去，再慢慢给你植入一把心灵保护的"方便锁"，当积极的能量到来时，它能自动识别并打开，放好的想法进入；当有害的能量到来时，它也能自动识别并能自动锁上，阻止它进入。

第三阶段：练就内功：培育"火来水挡，水来土掩"，任凭什么东西进到大脑，都能自动转化成正能量。

一个合适的来访者遇到匹配的、好的专业工作者或者小组，去跟随几年，心理资本就变得丰厚，奇迹就会在你身上发生。

第三招　学习建立亲密关系

为什么你必须要进入一个小组？（能够和爱人、咨询师建立起来好的关系也一样）因为只有通过找到"安全的关系"体验内心，才能建立起真正的亲密关系。

小组成员需要不断学习如何互相信任，如何学习开放式的交流，相当组成了"家庭支持系统"。

走完心理治疗一阶段是智者，智者有能力在睿智者的帮助下看到自己"有病"。

能够去走完三阶段是贤者，贤者天降福贵于斯！贤者此生若不去追求大富大贵也是一个富贵之命。心贵贵如金！

继续走完三阶段是圣者，圣者处于马斯洛的层次需求理论的最高级，在自我实现的层面上。这是人生生命链的顶端。

因着人身与人性平等，人人可以成贤成圣。

依着自我救赎的愿景，踏上心理自助之路吧。

过去没有能力看清生命真相者，通过自助第一步就可以看到；过去没有能力自我疗伤者，通过第二步可以修复早年生活创伤；过去没有能力与人建立亲密关系者，通过第三步可以发展出这种重要能力！

48. 快乐的鸟儿有食吃

哈佛大学开设的积极心理学课程受到举世瞩目，因为世界著名学府的学子不快乐！《英国观察家报》有一篇报道《为什么这些富有的孩子那么不快乐？》看来不快乐已经成为一种流行病，愈演愈烈。

一个在美国读博士的河北籍女生因为失恋，跳楼自杀身亡；一个12岁的广东籍少年因为不快乐自缢。耳熟能详的抑郁症，主要症状就是情绪低落，不快乐！

有流行病，就有预防流行病的行动。学者、专家、各界人士纷纷研究，寻找解毒方剂。

大家发现运动、唱歌、跳舞使人快乐，于是每当清晨和傍晚，大街小巷的公共场地上聚集了众多的体育运动者、舞者，好不热闹。

快乐成了稀缺资源。稀缺资源因为有巨大价值，被人们竞相追逐。

快乐的人更健康；快乐的人更幸福；快乐的人更成功；快乐的

人更好找工作。

我有幸接触过一些接受过积极生活理念培训的人们,即使有些人文化不高,社会地位不高,却完全没有失业的问题,因为积极而快乐的精神面貌是他们求职最好的介绍信。

快乐是人生最大的财富。快乐的孩子有出息,快乐的鸟儿有食吃。

快乐很少与生俱来,尽管在我们的血液里流淌着快乐元素"内啡肽",它也只是潜伏的物质,需要被激活。哪些东西可以激活它呢?运动、音乐可以激活,善意的助人可以激活。性、喝酒也可以激活,只要是使人兴奋的东西,都能激活体内的内啡肽。

健康的激活才是家庭、社会所倡导的。孩子被鼓励、被爱就是最好的激活剂。

成人从事积极有意义的工作也是最好的激活剂。

佛教教导人们远离贪嗔痴就可以快乐;接受苦难是消除业障,教导人们要随喜。

基督教说:面包会有的,一切都会有的。只要你信奉上帝。

心理学家说:接受自己、爱自己就会快乐。

很多的不快乐与人有关。因为跟人打交道我们会计较对方的态度、行为举止、利益等。利益可以协商,态度必须训练。

以下的练习请你至少每天做两遍:

（1）照镜子看自己的笑容怎么才更灿烂。

（2）对家人说，亲爱的，我爱你。

（3）对同事说：谢谢你的关照。

（4）对自己说：我真的很不错！

（5）完成当天的事情，给自己鼓鼓掌或者犒劳自己一下。

（6）去拥抱你的爱人、父母和孩子。

下面的练习每周做一次，坚持半年以上：

（1）某人说你不好，你感谢他提醒你。想想自己到底有什么问题？

（2）当确定不是自己的问题时，想想他为什么在你面前指责你？他需要你给予什么？

（3）那个跟自己相处不好的人，反映了自己哪些不被自己接受的特质？因此试着接受那个你不喜欢的人。透过接受他，你了解到不被接受的真相，从而接受自己的过去。

（4）如果你不能面对一段关系，看看你恐惧的是什么？想想怎样放下恐惧？

（5）跟那个你最不想面对的人说：我需要你的帮助！我爱你！

（6）跟大家说：我真的很感谢我们的相遇！

中篇 / 影视艺术中的心理学

49. 《黑天鹅》
——今天你分裂过吗？

有影评人说《黑天鹅》是一部"让人从感官到神经彻底麻痹的惊悚片"，我不敢苟同。

影片中看似有血腥的镜头，但也只是对于病态人格虚幻世界的一点呈现，它绝不构成该片主流的表达。

主流的表达是什么？我以为就是真实地呈现了现代人的精神分裂在职场的表现。为了竞争，主角将自己成功地分裂与整合了起来。

你看白天鹅、黑天鹅两个性格迥然的角色不是同时在女主角身上存在吗？

演员妮娜主人格是善良、内敛、优雅、抑郁的，而次人格是隐藏的邪恶。这些邪恶以幻想和分裂的方式，出没在意识与无意识之间，神不知鬼不觉地成为妮娜不同人格的推手，在强烈的嫉妒与成功的欲望中邪恶的次人格被激活了。正是这种自我的幻觉与分裂机制帮助妮娜实现了白天鹅与黑天鹅的内心转化，让妮娜在舞台上达至心身合一的至高状态，也只有在这种心身合一的状态下，妮娜才能自如呈现出不同角色内心，完成灵与肉的神合，也带给观众真正的艺术享受。

唯有理解人可以通过幻化的方式处理内心冲突，就知道精神分裂也是无处不在的。短暂的分裂是应激性的防御，并非病态。

心理健康者，无非是将分裂的情感整合得天衣无缝而已。

千万不要歧视精神分裂者，因为那等于歧视我们自己。

需要照顾那些整合不好的人，他们存在的困难是值得深深同情的。妮娜在舞台上和舞台下的现实冲突也是她无意识使用分裂机制的必然。妮娜能够在舞台上成功地整合自己，也许正是她内在的资源。

分裂是有功能的，理解分裂，学习处理不健康的分裂，是生活中需要学习的一门真正艺术。

50. 《闻香识女人》
——活着的意义

《闻香识女人》又名为《女人香》，一部非常感人的影片，全剧讲述了两个男人之间的故事。查理是博德中学的一名学生，他无意间目睹了几个学生戏弄校长的过程。校长采取威逼利诱手段让他说出恶作剧的主谋，否则将予以开除的处罚。查理带着烦恼来到退伍军人弗兰克中校家中做周末兼职，剧情便由此展开。

弗兰克中校是个失明的老人，性格中强烈地表现出既桀骜不驯，又温文尔雅的特质。由于失明，他一度丧失了生活的勇气，把自己的心灵闭锁在黑暗之中，并决心完成一次特殊的旅行后体面地结束自己的生命。命运之神安排两人在各自的人生十字路口相遇，在短短相处的几天时间里，查理和弗兰克彼此都被对方的人格魅力所感动。最后，查理以自己的真诚劝阻了弗兰克的自杀行为，并让弗兰克找回了继续生活下去的勇气和力量。弗兰克则在学校礼堂上为查理进行了精彩的辩护，使得查理免于处罚，继续他的学习生涯。

影片的精彩在于：导演选择两个截然不同背景的老人和孩子，

让他们的人生因为偶然而交织在了一起，虽然他们在人生观和选择上大相径庭。他们以特殊的方式修复彼此的创伤，相互救赎并最终做出了对各自生命历程有意义的选择。"一个男孩在学着长大，一个老人在寻找活下去的理由。"

我们坚信每个人小的时候都懂得什么是好人，哪些事情应该做。后来，我们长大了，却反而变得糊涂了，在很多的选择面前，我们犹豫着，徘徊着，再不懂得什么事情我们应该坚守的了。在尔虞我诈中我们逐渐变得懦弱，在弱肉强食中我们早已变得麻木，我们似乎忘了人性中那美好的东西。影片中的弗兰克追求女人，追求法拉利，在他看来这些应该是世界上最美好的东西。而在和查理短暂的接触后，唤起了一个日益被他所忽视，却又深藏于内心的、比女人、比"法拉利"更值得追求的东西，那就是正直和善良！影片告诉我们：活着，就该坚持自己的原则，固守自己的信念，不要毁掉它，而应努力保护它！

看看影片，想想自己。总觉得有个声音在耳边回响：我们在黑暗中苦苦挣扎，而你总是以歌声迎接，给我力量，你总是对我说，人不应该抛弃梦想。对我而言，你就像一盏指路明灯，总能给我方向。因为有你，所以我相信自己，因为有你，所以我要拾起久别的梦想！

51. 《蝴蝶梦》
——婚姻中的谎言

这部美国 20 世纪 40 年代拍摄的黑白影片，反映了一个平民少女邂逅一位中年贵族，两人迅速产生恋情，并闪电结婚之后回到"德复利山庄"的生活故事。其中既有浪漫的爱情，也有关于婚姻的谎言、不忠和控制。

影片以第一人称叙事的手法对丈夫与新婚妻子、女管家与新女主人的互动关系做了深刻的表达。

婚姻里的欺骗总是折射出说谎者内心的恐惧。对婚姻的不忠总是构成对人的最大伤害。美貌、出身、教养这些华丽外衣已然不能成为我们判断一个女性品性的依据。华丽的外衣就像名贵的赝品，一经日光的照射与生活的检验，必将真相显露。

婚姻的爱、承诺与激情同时存在，这是爱情、婚姻的同一性需要，健康的婚姻情感在这样的同一性中升华。

同一性良好是健康人格的标志，自我同一性应该是正常人在 18 岁之前达到的心理发展水平。然而，现实是很多青年人，甚至中年人，还是处于同一性缺失的阶段。这一缺失的突出临床症状便是心口不一，言行不一。

　　理想的爱人首先是单纯与诚实的真身。本片中的新庄园主，那位少女的魅力就是体现在她的心身合一、诚实与真诚之上。

　　美好的婚姻必须拒绝谎言。

52. 《少女孕记》
——都是无聊惹祸端

《少女孕记》是反映美国高中生朱诺未婚先孕的故事。

无事可做的人，性便是唯一可做的事情。这话确实不好听，有贬损之意。首先，是贬损了做性事的人；其次，是贬损了性事本身。人为什么无事可做就想到性呢？

性为什么在无事的时候被当成事呢？

据发展心理学研究发现，人在两三岁时，便开始出现对于性的好奇与自我探索。

国内性学者也有调查，显示"无事可做"的未成年人，在孤独和寂寞的情感状态下，很容易发生性行为。作为释放体内性张力的一种方式，这个群体是特别需要关注的。

对有性关系的男女而言，分离的创伤更深，他们的自责心理和负罪心理也将影响他们下一个关系的建立。

还有，频繁更换性伴侣也是导致性生理疾病的原因之一。

性被当成事，这是人很正常的情感需要，与"无事可做"根本无关。只是无事可做的人更加关注性而已，是量级的变化。

"食色性也"，性需要与吃饭睡觉的需要一样重要，况且性是我们亲密关系的重要方式，性与爱有关。尽管有性不等于有爱！但是有爱一定会有性。

家庭首先要能够保护未成年人。在各个不同的年龄阶段给予及时的性知识、性观念的教育。防患于未然，防微杜渐是每个家长不能逃避的责任。亲情是割不断的，母爱是无私的。遇到难于启齿的事情，有勇气面对自己最亲爱的家人是最智慧的选择。

对于未婚人群，性的满足也是比较容易实现的，只要是安全的科学的方式，于人于己无害的方式是可以尝试的。社会文明的标志性进步也体现在人们对于性观念、性态度、性方式的理解，有了更多元的价值取向。

我想中国家庭遇到少女怀孕这样的糗事，有多少父母会像朱诺的父亲和继母那样智慧和大度地处理问题呢？不要让受伤的女孩再次受伤。

53. 《午夜巴塞罗那》
——混乱情感与回归

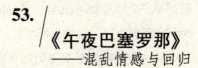

美丽的巴塞罗那,处处飘荡着美丽和浪漫的气息。一次真正浪漫而刺激的度假开始了,影片以令人倾心的一幕幕情感剧,让心灵驻足,小憩。

浪漫与自由应该是高富帅、白富美的生活主旋律,但是上帝也同时慷慨地赠与这类群体混乱与无度的"可洛因"。

没有爱情的婚姻,没有稳定的情感对象,混乱的情感瘟疫一旦开始蔓延,感染者就像一个患了免疫缺陷疾病的人,每一个细胞都将被吞噬。

混乱造成边界不清,边界不清加重情感混乱。对于"自我"边界被打破引起的内心混乱与挣扎,即使享受了那种暂时混乱带来的生理、心理刺激,也是病态刺激。

一个人内心平衡被打乱之后,心灵的能量会向寻求新的平衡做出努力。于是关系的边界会再次被建立,个体内心再次体验的是平静,平静何尝不是一种享受?也许这才是更大的精神享受。

在性的意境方面,该片所表达的性意识、性态度、性取向、性道德等多个维度都可以用"良好的自我认同"来概括。这不正是我们心理健康所追求的目标吗？

　　每一个情感高潮都要回归平静，每一个意外邂逅都要悄然逝去。也许只有与美丽的巴塞罗那邂逅，才会激荡起如此瑰丽的情感。我爱美丽的巴塞罗那，更爱每一个善待自己真实情感的女性。

54. 《迷离世界》
——谁是病人?

艾尔伍德是个 42 岁的单身男子,同时也是个酒鬼。因为他常常臆想自己有个好朋友———一只六英尺高的兔子,被姐姐和大家认为他的神经有问题。他的姐姐忍无可忍,想把他送进疯人院。

影片有几个精彩片段。

精彩之一:被病人催眠的医生。

人是互相催眠的,生活无处不催眠。

精彩之二:自命不凡的心理医生误诊。

那个过于自信的心理医生将艾尔伍德的姐姐看成有严重精神病的人,而将艾尔伍德放回家,是不是一个迷离的暗示呢?

被颠倒的事情总是客观存在的,所以在认知上,我们需要具有现实检验的基本能力,防止错误的诊断断送正常的生命。

虚幻的东西通常是美好的,难怪很多人需要借助精神疾病让自己去享那些美好。从这个意义上看精神病人,其实他们"很幸福"。

对于精神病人来讲,是生活在一个美好的世界,因为他们没有内心冲突,没有焦虑和痛苦,处于高度身心合一的状态。但是,社会功能的丧失本身就是病态，对于正常人来讲它不是一个美好的事情。希望"得病"是一种情感上的退缩，要看看是什么原因让我们想"逃离"？

结论：不是每个"病人"都需要治疗，要允许人们出现情感障碍与妄想。世界本来就是充满矛盾和迷离色彩的万花筒，只要心里有爱即使是病了，那这颗心灵一样值得珍视。

55. 《沉默的羔羊》
——吸引力法则

《沉默的羔羊》根据著名小说家哈里斯·托马斯的同名小说改编而成，是20世纪90年代以来深刻反映美国社会犯罪问题的经典之作。影片故事继承了好莱坞恐怖片的传统，然而影片的叙事方式却突破了恐怖片的模式，它颇具匠心地将恐怖片与侦探片巧妙地结合成一体。这是一部令人毛骨悚然的心理悬念片，两位主角的斗智戏扣人心弦。一个想利用后者越狱，另一个想利用对方的心理分析去搜寻另一名杀手。男女主角有精彩绝伦的表演。

心理解读

从亲子关系到客体关系模式再到对某些特质（或某类人）的吸引与厌恶，揭示自身人际关系密码。我们早年成长的过程中都要跟周围重要的客体：母亲、父亲去建立关系，这种关系带有双方的某些特质，特别是成人的特质相对稳定，又具有主动、优势地位，自然会影响孩子的人格的发展，形成相应的特质以适应这种关系，如母亲是支配的，在母子关系中就会形成"支配—被支配"关系，孩子经常处于被支配地位，可能支配性就很差，形成依赖型模式。

孩子习惯了被支配，长此以往，孩子在人际关系中不知不觉喜欢强有力的领导，羡慕霸道的男生，对野蛮女生有莫名的熟悉与习惯。而自己成为不愿意决策、不愿意出头、不愿意承担风险的人，所以往往不喜欢身边那些优柔寡断的人。当然，也可能刚好相反，特别不喜欢支配欲强的人。这关键取决于他认同了什么样的客体。

所以，我们认同的某些特质，或这些特质比较明显的某些人，我们会自然亲近他们，反之则会讨厌。这就是吸引力法则。

人格发展水平及几类特殊的人格发展现象：

由变态杀人犯"野牛比尔"、有食人肉嗜好的精神病专家及不顾个人安危一定要破案的实习特工三人的人格状况，让我们想起弗洛伊德关于退行、固着等精神分析理论。

变态杀人犯"野牛比尔"似乎就是固着在了性别认同期的变态人。我认为影片这些放大的变态人格特点，或许可以警示我们重视早年亲子关系的建立，"子不教父之过"，警示即将步入婚姻的人们对于生养的严肃性认识。

人格决定行为模式，行为模式又强化人格。

深入解读人物的客体关系，就能了解人物情感、行为模式，才能从根本帮助我们找到解决问题的那把钥匙。打开通往真实世界那扇大门。

　　注释：客体关系是指个体跟他们早年生活中养育者的关系，有时候也指一些重要的事。

56. 《源代码》
——平行世界启示录

在阿富汗执行任务的美国空军飞行员科特史蒂文斯上尉突然惊醒,发现自己在一列高速行驶的列车上,而他身边坐着的一个素不相识的女子克里斯蒂安正在与自己讲话。科尔不知道自己为什么会在这列车上,而且他发现自己居然是以另一个人的身份存在,正当他迷惑不解的时候,列车上忽然发生爆炸……

虚拟世界与现实世界

因为我们不知道,我们就暂且说平行世界根本就是虚拟的世界。

人们为什么喜欢在虚拟的世界里漫游呢?是因为现实世界不能满足我们的精神需要,抑或是感知到现实世界太痛苦?

总之,太多的人在现实里逃离。网络世界就是逃离者最好的去处。梦里的世界,那种自我迷惑的状态总是能令我们千疮百孔的心灵获得些许的宁静与快感。

穿行在真实与虚拟世界的迷茫带给我们心灵的失重感已经不可

避免了。

也许,没有人会按照别人的想法存在;也许,生命本该有更多的选择。

现实是什么?现实是人人在争取更体面的活着,人人需要体面的活着。关于期望、关于创造、关于梦想占据了我们生命的全部时间。科学企图控制我们的大脑,我们自己也在控制我们的大脑。当无数的记忆碎片翻江倒海似地冲击着我们的脑神经时,灵魂已经出窍了。脑波由 α 波转成了 β 波,一波未消,一波又起,形成那永不消逝的电波。生命就这样完成一次一次的穿越!

57. 《人鬼情未了》
—— 灵魂的守护

对于未知世界的人，人类始终都具有极大的好奇心。特别是关于灵魂，关于上帝，总是倾注着我们自己很多的梦幻和期许。

不管是否相信上帝，相信永生，相信灵魂，一个人在世间做了太多伤天害理之事，必将得到惩罚。哪怕在阴间也一样逃不过去。法力无边，天道无边！

心理学解读

这里可以看到很多关于人性善恶的真相。卡尔的虚伪、邪恶，对金钱、对美女的恶意掠取，不是由于"萨姆的灵性力量"指引，卡尔是很难被识破的。爱情是否具有跨越时空的能量？这在后现代精神分析中已经有所提及。荣格的集体无意识学说也是能量可以跨时空的理论基础，物质不灭定律也可以说明能量是可以互相转化的。

灵性与真爱是否存在？

"爱情到底是什么呢？是天空中飘过的云朵，还是涨潮后留在沙滩上孤苦无依的贝壳？"

每个人对于爱情的解读和体验都是不一样的。

人们常常说：真正伟大的爱情只存在于艺术作品当中，就像《人鬼情未了》的男女主人翁。我以为这是对于人性真爱存在的悲观态度。真爱肯定存在着，不然怎么会有那么多杰出的艺术作品呢！艺术一定源于生活本身。

属灵这件事一直存在不同观点之间的争论。有神论者与无神论者之间存在根本不同的见解。但是不管是否有灵魂的实相存在，人死后还有精神能量存在，这已经被很多现代人接受。

忠实于自己的爱情，善待自己的亲人是人类社会追求的最高行为准则。

生与死的不可预测性是否也可以警示我们，活着的每个人更加珍视呢？尤其要珍视来之不易的真感情。

可是，人们往往身在爱中还不知！爱被很多人轻易糟蹋蹂躏着。

那些不断争吵、不断猜忌、不断戒备的夫妻，整日活在惊恐中，在惶惶不可终日的苦难岁月中挣扎着。或许重新看一看这部影片，深刻体会一次生死两茫茫的意境，再看看自己究竟在婚姻中做了些什么？会留下些什么？

当恋爱中的人们始终将这样的信念传达给另一半时，相信爱情的阳光雨露一定紧紧会跟随在身旁。这是灵魂的守护。

58. 《连环扣》
——识别情感危机

爱的缺陷

爱怎么会有缺陷？这种说法多少会令人感到惊诧。

什么是爱呢？爱的定义不同决定爱有品质上的差异。或者说：爱有小爱、大爱之分。

男欢女爱是私情，而私情是在小爱的层面上。小爱天然的成分就是自私的，就是排他的，所以在小爱的世界里游荡的灵魂有着天然的缺陷。比如说控制：控制对方财务；控制对方社会交往；控制对方跟他（她）家人的关系；控制对方的工作选择；情感施虐；冷暴力；一副咄咄逼人的架势；骂人；猜忌；不信任；对婚姻失去了兴趣时就不管对方了，一下子把自己跟对方分得很清，在情感上将对方推得很远很远。

人类要克服小爱的狭义几乎是不可能的。爱的本质是自私的，是带着排他性的。所以爱到深处一样痛：爱得深，意味着彼此套牢！对方有一点变化你都很敏感很在意，好比牵一发动全身。

在小爱的情感世界里，积极对话，坦诚相见是保持信任的前提，最重要的能够放弃自我、适当妥协。

唯有融入大爱的元素，我们才有希望获得爱的关照和滋养。

大爱是不妒忌，不做亏心事，无私奉献，是承诺，还有给对方足够的个人、心理空间。即使你知道对方此刻离开了你，你一样无怨无悔地支持他（她）；对自己有信心，对对方有接纳，都是大爱的体现。

婚姻危机很容易出现在家庭特殊事情出现时：比如一方去外地求学、求职；家庭中重要的人生病；个体遇到大的情感冲击一时调整不好；还有意外干扰的出现，精神压力很大又得不到有效资源的支持。

有危机也意味着转机，婚姻中的危机不可怕，可怕的是我们放弃了通过婚姻危机这份厚礼学习如何成长起来。

活着一定要去爱一把。小爱至情，大爱至简。用爱来滋养，在爱中成长。

59. 《巴黎换换爱》
——爱情假面具

在这部带有喜剧色彩的情爱片中，情爱被利用，被有条件地交换：富豪的虚情假意与贫民情感的质朴形成鲜明对照。

婚外情存在的合理性与非理性问题

存在就是合理的。婚外情的客观存在可以追溯到人类发展的初始以及各个阶段，也许可以说自从亚当夏娃偷吃禁果之后，人类的偷情行为就以基因的方式被刻入人类细胞了。

男人偷情行为的生物学基础是他们的性激素被激活了，而生物激素的激活多半是因为性本能吗？答案是不言而喻的，任何时候我们都不能低估性本能的巨大控制力。然而对于本能决定论，社会学家、哲学家、史学家、心理学家都是嗤之以鼻的，因为本能决定论彻底否定了人类高级情感与人类自我管理、道德的存在。否定人类的道德意识无疑是对人类文明发展与智慧的公然蔑视。

婚外情是人类贪婪的本性，是人们逃避问题的外显行为。这种隔靴搔痒、自我贬低的方式最终是以欲望受挫、虚幻梦想的破灭而惩罚行为者的。

　　细想一下觉得很有趣的是：任何事情都有一个内在寻求平衡的自动机制。人的行为也一样，你做过了头，就会招致报应。

　　婚外情是有生物学基础的——它的确很强大，但是人类具有高级生物属性的天然优势，精神能量更加强大！

　　男人发生婚外情是可以理解的，男人不敢面对婚外情是不可理喻的。

　　男人不爱女人了，可以对话，可以选择，不爱就是不爱，只是你搞清楚了不爱的缘由了吗？是不是又是一次生物性的冲动呢？生物性冲动会一直存在，但是好的婚姻可能一生你只能经验到一次！

　　没有不好的婚姻，只有放弃经营的婚姻。没有完美的婚姻，只有满意的婚姻。

　　好的婚姻是可以打出来的，也是可以吵出来的！只是要智慧地打与吵。打也罢，吵也罢，都在发出彼此那个内在的声音：我还不想放弃你！我还在乎你！只是听你不懂！你要学会解读声音的代码。

　　男人要为自己的婚外情付出很惨重的心理代价，会影响健康、事业和生活。婚外情不理性！

60. 《美好的一年》
——幸运来自哪里?

查尔斯童年曾在法国他伯父的葡萄庄园度过一段美好时光,后来他去英国从事证券交易工作。一天他收到一个当地律师的信,说他伯父去世了,而查尔斯是伯父财产的唯一继承人。

博弈中的哲学

博弈是生存的重要哲学!不管我们是否喜欢博弈,它始终像空气一样充斥着我们生活的每一寸空间:大到生与死、小到成与败,甚至每一个决定,每一个行动都需要消耗精、气、神,在生理、心理上都进行着一场肉眼看不见的博弈。适者生存是永远的生活哲学。

博弈是生物进化赋予自然界万物的本能,更是人类生存的本能。查尔斯的获胜当然是查尔斯个人的幸运,但人类与自然之间、种族与种族之间、社会与家庭之间、个体与团体之间的博弈不应该像股票市场上那样惨烈,那样无情。大家是手心和手背,打断骨头连着筋的关系,在利益面前是可以谈合作与共赢的。

查尔斯在职业生涯中那种顽强、坚定和自信以及处理庄园事务的干练风格似乎都证明了客体关系所产生的影响力是深远的，是永恒的。客体关系的确可以影响人的一生。

然而，好的抑或是坏的客体关系都是过去，成熟的人不给自己的失败找借口。

新的客体关系靠智慧人生的态度去经营。幸运来自哪里？幸运就在重建新的客体关系，在新的人生旅途中。

61. 《苦月亮》
——变态的苦恋

片名的联想

谈月亮自然会联想到月亮文学。中外的月亮文学寓意是不同的。中国的月亮文学中,月亮多含有阴柔的寓意,是幽怨、孤独和清静的象征。无论中外文学,与月亮有关的古典寓言故事中一定少不了爱情的传说。

月亮代表女人。苦月亮诉说着女人的苦难,这就是社会文化给女人的角色定位。

片名中透露着这是一部关于女人的故事,一个"苦"字,又将女人情爱的悲剧彩色浓浓地勾勒了一笔。

品片名已觉苦味尽来。正如:色到浓时成苦味,爱到绝地便凄凉。

在绝望中苦恋

奥斯卡和咪咪从一见钟情到相见愤懑,他们之间演绎的情感故事哪怕将世界一切有关爱情的事件都堆砌在一起也不足以表达那种痛，那种爱，那种伤，那种苦。他们真正是一对苦恋的恋人。

痴情男女的内心渴望长久地占有，不再分离。可是占有欲是死本能的翻版。

咪咪由爱及恨的情感过程中既有欲望的本能，又有变态性依恋的需求。这一点不可能用爱与恨二元对立来诠释，她的爱与恨是一元的，她的情欲是单一向奥斯卡投注的，所以她在理性层面上也不能失去这个生命中的唯一男人。

咪咪的痴情到了一个病态的程度。她要与奥斯卡纠缠到死。

咪咪由受虐角色变成施虐角色，也可以看成是奥斯卡的内在"需要"吸引着她这样做，因为奥斯卡知道自己罪有应得，经由咪咪之手来实现惩罚。瘫痪是一个很好的方式，既可以说服自己留下咪咪，也让咪咪可以很体面地留下。这是一次"合谋"。他们从互相折磨中获得快感，一如他们曾经靠疯狂的性游戏满足快感一样，这也是一种默契。

同性恋

两个同性恋女人，魅力无穷的美女之间的恋情，在众目睽睽下自然而然地像花一样绽放着异彩。导演的这一伏笔太让我们始料不及了。是报复？是本能？是自我身份的一次新发现？还有许多我们无法理解的诡异，都在那个迎接新年钟声的夜晚纷纷呈现了。那是一次新年的庆典，也是新旧更迭的一次旅行，更是一次生与死的旅行。

　　一对爱侣的自毁换来了另一对爱侣的新生。关于无意识的交换居然制造了婚姻的重生。于是我们知道，丧失也等于新生。

62. 《时尚先锋COCO》
—— 在爱情与事业之间

这是一部以著名时尚先锋香奈儿真实生活为素材而拍摄的影视作品。该作品的问世让我们有机会了解这位时尚界的杰出女性和世界级的设计师是怎么炼成的。

可可被父亲送往孤儿院时只有十来岁。在她美丽的脸庞上有一双幽怨的大眼睛，可是那眼神中折射出的却是无畏的目光。成年后的可可和闺蜜一边在制衣厂做工，一边利用晚上的时间一起去歌厅唱歌挣钱。追溯历史，原来20世纪初叶女性为了生存而兼职就是从香奈儿开的头呀！她天性中开放和无畏的特质决定了这个女性不会是简单地活着。

不断地邂逅各种社会的名流是香奈儿的勇气之一。她的密友告诫她小心那个刚认识的男人，她回答，"尝试一下也无妨"。于是香奈儿总是主动敞开芳心，把她爱的眼神大胆抛给她钟情的异性。

香奈儿的爱情多变。本片中她也先后与三位男性有染。据记载，她的情人不下十个。与她交往的男性爱慕她却因为身份地位的限制不能娶她，香奈儿坦然面对自己的选择，不畏惧自己情妇的身份，自由地混迹在上流社会中，将上流社会的时尚与生活一并融入自己的生活中。这样的淡定、这样的风情、这样的自恋在现今社会也是需要勇气的，不是吗？

坚持走自己的创新之路

香奈儿大胆收获爱情，也大胆尝试自己喜欢的时尚设计。从一个小手工作坊开始，在一针一线间去体现细节和时尚元素。

香奈儿有了想法就毫不犹豫地去坚持，正是这样的人格特质决定了她能不断去自我发现、自我提升、自我超越。

"爱情和事业你能分得清吗？"情人马克问她。

"难道我需要选择其一吗？"香奈儿矫情地回道。

不错，香奈儿的确是那个时代的幸运儿，无论在情感上、在事业上，她都是那个时代的一个宠儿。但是香奈儿与我们有着不可分割的共同特质，这些共同特质并不因为岁月的流转而偏移或者改变。

女性不是男人的玩偶，女人需要独立，女人不可以成为家庭的二等公民，女性要走出狭隘的小世界，开拓自己的人脉和眼界，大胆尝试自己喜欢的生活和事业。女性需要男性的帮助，但是男人给你的帮助总是有条件的，有时效的。接受帮助，但不要委屈自己，放弃自我。

按照现代职业发展理论解读香奈儿的特质，与她自我成就动机相匹配的是她超强的自我管理态度和执行力。在职场上的女性，如果不具备这些特质，不要侈谈什么大成就，恐怕连饭碗能不能保住都要打问号。

僧多粥少的时代到了，稀缺的资源才是炙手可热的香饽饽。不管是普通岗位，还是各级管理岗位，都需要优质的人力资本来支撑组织系统。你不够优秀，就别抱怨生活对你不待见，也别说什么世界对你不公平。

自卑可以转化成一个人的奋斗精神，穷则思变，香奈儿也不例外。她没有因为自卑而束缚自己，反而越发激励自己发奋努力，这是她生命的正性能量。

移情别恋的心理轨迹

香奈儿一生不断更换恋人，如果用后现代精神分析学派的客体关系理论来解释真的很有趣。

由于客体关系受到损伤，特别是内在客体关系的创伤，她无法与人建立起亲密关系。她不断更换伴侣，表面上看是那些男性因为社会地位不能迎娶她，其实也是她的客体关系模式决定了她不断地"逃离男人"，因为她认为男人是坏的，是不可以信任的。那些被她吸引来的男人似乎都有道理不给她婚姻的承诺，这也是潜意识的合谋。她给他们合理化，也等于给自己合理化了，这样她也不会为此感到愤怒，香奈儿在这件事上与男人的认同就是见证。

　　所有关系的问题都刻有早年内在客体关系的心理轨迹，香奈儿的情感历程再次让我们看到了这一理论的深邃性和知见性。

　　事业成功也是香奈儿强力移情的佐证，她需要一个重要客体，事业成功可以作为替代性的满足，修复她的丧失性创伤。

　　勇气、智慧、独立是女性必须终身学习的课题。

63. 《为你钟情》
——找回你自己

影片梗概

强尼是一名乡村摇滚乐歌手,但是他的成名并没有得到妻子的认同,当强尼在家庭、爱情和事业的漩涡里苦苦挣扎之时,真正的爱情悄然而至了。

这部以真实传记人物为主题拍摄的影片让我们对于爱的存在有了更深层次的理解。

刻板印象的伤害

每个人都有一个童年,或者快乐,或者不快乐,或者值得回忆,或者需要忘记。

影片开始就描述了一个美国普通四口之家的乡村生活。两个年龄相差不大的男孩子,需要帮助家庭承担劳动,他们在兴趣、爱好方面有着显著的不同。弟弟强尼从小就被父亲认为是差劲的孩子,这成为他成长过程中一个巨大的心理阴影。

强尼需要父亲的肯定和爱。他在看似成功之后吸毒、喝酒的行为背后潜藏着的是一种精神危机——自我感不健全。

强尼的自我感被自己父亲亲手扼杀了，这给强尼带来的麻烦和痛苦在影片中不断有所呈现。

强尼的父亲何以如此苛刻地对待这个儿子？这还真是一个非常值得探讨的部分。

假设之一：强尼的哥哥更加符合父亲的自我形象，所以父亲将自己的形象投射在他哥哥身上。父亲对于强尼的不接纳，实则是父亲对自己的不接纳。

假设之二：强尼的父亲因为丧子之痛需要找到一个释放的对象，强尼自然成为他攻击的对象。强尼处于自卫对于父亲的质问，也加深了父子之间的情感冲突。

假设三：强尼吸毒、喝酒是对父亲的一种投射性认同，正是因为强尼需要被接纳，需要父亲，才发展出这样畸形的认同——自毁式的认同。唯有这样，他才感到父亲是"强大"的，是值得尊敬的。满足父亲的自恋正是强尼潜意识里对父亲的爱的表达。这种爱父亲的本能需要，是任何孩子在幼年期都可能发展出的防御性机制。这样错误的认同方式，一旦被内化，就可能毁了一个孩子的一生！

至此我们可以得出这样一种结论：他们父子之间以互相需要为

出发点而形成的互动心理机制是一种不健康的防御机制。

自我认同与认同障碍

画面中强尼对哥哥说：我不如你，你什么都比我好。他哥哥意外死亡之后，父亲对强尼说："上帝抓错了人。"这也让强尼为活着感到内疚。他带着这样一个不好的自我形象走入成年。幸好强尼天性中那股坚持的执拗劲在关键时刻不断激发他向着希望奔去。

成名之后的强尼因为情感问题一度十分颓废，婚姻对于他的这种颓废究竟起不起作用？走进他的第一次婚姻，我们不难看出：两个内在价值观完全不同的男女好像在两股道上跑的车。妻子轻视他的成就，更加轻视他的合作伙伴与朋友。妻子又一次重现了强尼童年生活那个可怕的父亲的角色，他被这个戴着妻子面具的"父亲"激怒了。他不再是一个无助的孩子等待自尊心被撕毁，他坚决地捍卫着自己内心那个神圣不可侵犯的领地：他的歌唱艺术和他心里的女人。

琼弥补了强尼自我认同的强烈需要以及被接纳感的需要（保持亲密关系的核心要素是：找到恋人内心的真正需求，满足对方最大的需要）。

内心的黑洞：恐惧

堕落的行为既表达了强尼内心的愤怒，也是强尼无意识地与父亲的投射作了认同。在潜意识层面强尼实现了父亲的预言——他是无价值的，他不够好，不配活着，这是强尼恐惧父亲的有利佐证。他的恐惧来自父亲给他的罪恶感、无价值感，那是强尼童年时期的巨大心理阴影（心灵黑洞）。如果没有琼的爱，他的一生就会被这个黑洞所吞噬。

美丽的琼

琼简直是强尼的再生女神。琼经历了三次婚姻的失败，但是琼并不因此而自暴自弃。她天性是乐观、诚实、善良的，这些品质与琼的歌唱才华一样可圈可点。

琼的加盟给强尼注入了更多的活力，他们珠联璧合的演出创下了全美摇滚乐坛的最高票房纪录。琼点燃了强尼的真爱火焰！纵观全剧琼与强尼的恋情既是顺理成章的，也是颇具戏剧性的。

坚持做自己

强尼能够成为著名的乡村摇滚乐歌手的一个重要原因是他能够保持自己的风格，在职业方向与定位上强尼有高度自我认同感！

他决心去福桑监狱现场表演，唱片公司嘲笑他的想法太不实际，一定会失败。监狱长也希望强尼不要唱那首专为狱友写的歌曲，"你不要唱让他们想起自己还在坐牢的歌"。强尼不改初衷，结果现场演出获得空前成功。

　　真实最有力量。强尼不回避自己一度犯错蹲过看守所的经历，认为这是人生难忘的经历，强尼说自己很佩服狱友，因为自己不用喝监狱里黄浊的水。

　　最精彩的演出在于多大程度上可以引起观众的共鸣。强尼活在真实中，坚持自己的创作风格是他成为明星的重要人格特质。

　　强尼重新找回了自己。

64. 《西西里的美丽传说》
——性诱惑

西西里岛是意大利的一个小镇,自然风光优美,处处散发出迷人的气息,小镇上的人们似乎都生活得优雅、和谐。玛莲娜的出现扰动了那里原本一成不变的格调。玛莲娜不仅仅美丽,还风情万种。她仿佛是上帝制造的尤物,令镇上的男人灵魂出窍。

性的存在既是人类最幸运、最美妙的存在,同时也是人类最悲哀与不幸的存在。追逐美貌的女性成为男性一生最大的需要与乐趣。性诱惑所具有的张力无论怎样评价都不为过,没有性的存在,生活的趣味性也许将大打折扣。

玛莲娜也会享受孤独,她极有心情慢慢品味自己的美丽。

因为她的孤独、因为她的高贵,律师、法官、军官,都为玛莲娜的美丽所倾倒。性的诱惑酝酿了很多人间悲喜剧,也构成了人类最宏大最惊艳的生活剧本而世代流传。

人性的高贵与丑陋

美丽成了玛莲娜最大的错误,镇上女人们的妒忌简直到了令人发指的地步！她们借着战争的疯狂跟着疯狂，影片中那群女人将在军营中受尽凌辱的玛莲娜拖到街上，剪掉她的头发，唾弃她，对她施以拳脚暴力。她们将对于自家男人的不满与愤怒、对于战争的愤怒统统转移到玛莲娜身上，从而满足了女人自己的施虐需求。

玛莲娜没有反抗。也许这是她无意识地认同了自己的"罪状"？也许是她真实善良的印证？我觉得这是她内在美的升华。她的确很无辜！但是她同样理解虐待她的那些无辜的妇女。如果没有这样的认知与智慧，玛莲娜的高贵就显得失色了。

高贵与丑陋有时仅仅体现在一念之间。

青少年的烦恼

影片很浓重的一笔是关于少年性的心理发展与性需要，这是为数不多的一部大篇幅描述中学男生性心理、性行为的影片。

青少年的身体发育早于心理发育，他们萌动的性欲望需要合理的释放。维利图的需要代表了这个年龄阶段的普遍性心理需求，他们处理自己性张力的方式也是很正常的方式，包括偷窥、性幻想，这不是什么值得成人恐慌的行为，需要家庭理解，并给予积极指导。

如果家长错过了儿童期性教育的最好时光，这时候更需要认真学习这门家庭教育课。这个年龄的男生应该由父亲给予指导，女生则由母亲来科学指导，这样就避免了异性身份与家长身份重合引起的双重尴尬。

性总是在不经意间给我们制造了恐慌。那种得意的狂喜，那种失意的落魄，还有对于欲望的挣扎等，都构成对于性的焦虑，但这些都是禁止和压抑性的代价。禁欲时代结束了，但是对于性的无解和误解一样继续困扰着人们。

只要生活继续，性的生命力就顽强地存在。所以时代呼唤开放的性教育，呼唤科学的性教育。

下篇 / 遇见菜根谭

65. 对话大楚网"情感菜根谈"

珠珠：#如何打造幸福婚姻# 我觉得最近我和老公的性生活不和谐了，首先是他的兴趣减低了，其次是我也没有快感。慢慢地我好像也有性冷淡。

答：要考虑一下自己在性生活方面是否和以前一样专注？如果你觉得你老公的性趣较之前有所减低，那么找出他的原因，做出积极改善就好了。女性的性冷淡问题并不少见，关键在于我们要找到性冷淡的真正原因，性冷淡并不可怕，而且可以找到很有效的改善办法，关键是你愿不愿意为此做出努力。

盈盈：#如何打造幸福婚姻# 我被诊断为"双向情感障碍"，我很喜欢孩子，不知道能不能要一个宝宝？

答：情感障碍和生孩子是不同类型的问题，只是需要评估下你的情感障碍是在什么程度上，是否有药物治疗史，如果能够排除精神障碍类疾病，并且积极寻求心理帮助。特别是对于自己成为母亲如果是做了充分准备的，那么就尊重自己意愿吧。

大白菜：#如何打造幸福婚姻# 我结婚三年了，婚姻关系变得越来越糟，不可收拾，现在也有孩子了。我该怎么办？老公长期出差，我和婆婆关系很不好，我真的很累。老公怕他父母，所以不保护我。我们互相伤害，我心理上很受伤。我该继续怎么走，还是结束婚姻？

答：在没有对婚姻进行积极的建设性的努力之前，谈结束婚姻是不够理性的，而且是有害的。如果你觉得老公跟你还是有感情的，建议你和老公一起做婚姻诊断咨询，对你一定很有帮助。

小兔蹦蹦蹦：#如何打造幸福婚姻# 我感觉自己患有性洁癖，总觉得性行为很脏，对即将要来的婚姻有种恐惧心理，请问医生我该怎么办？

答：性洁癖是需要做科学诊断的，因为它可能和一些强迫观念、强迫行为有关。至于你觉得性很脏，这的确是一个带有偏颇性的态度，包括你的恐惧可能会有一些更深层次的原因，因为这涉及个人隐私的问题，建议您去做个人心理咨询。

菜小青：#如何打造幸福婚姻# 我老公 50 出头，我比他小几岁，小孩也很大了。他是做生意的，不太忙，我是学校老师。他每天除了处理生意，就在家做家务，然后我回家他就一直黏着我，晚上更是说不完的话。我感觉这个状态不正常，又不知道怎么去看病。

答：请问你觉得什么是正常的呢？他之前和现在的行为表现有很大的不同吗？如果并没有妨碍到他的工作，对你也不构成干扰的话，可不可以理解成他是一种成熟男性对家和对爱人的眷恋呢？

独孤宝剑：#如何打造幸福婚姻# 女同性恋怎么办？

答：你确定自己是同性恋吗？很多人误认为自己是，结果不是。所以建议找专家咨询之后再确定，如果你能够确定，那就尊重你自己的性取向吧。

爱上江湖：#如何打造幸福婚姻# 每天都想给老婆打十几个电话，想看她都在干嘛，我也不是不信任她，我知道自己这样不好，但就是控制不住。我应该怎么办？是不是有心理问题啊？

答：如此关注你的老婆，你活得累不累呢？如果老婆不反感，甚至喜欢你这样做，我认为也不错。

上善若水：#如何打造幸福婚姻# 现在陷入三角关系，前男友、现男友和我三个人在纠缠。因为都到了婚姻年龄，所以我真的很困惑。我现在的犹豫困惑伤害了这两个人，但是现男友一直在改变，默默关心我，而前男友又在期待我能与他重新开始。最近因为这件事睡眠质量也不好，可是又不知道怎么去打开三个人的心结？

答：好好问问自己是什么妨碍你去作出选择？如果你是三个人纠结的核心，那么你一旦作出选择，问题应当迎刃而解，关键在于你早做决定。

小草：#如何打造幸福婚姻# 我和老公恋爱6年，结婚两年，孩子一岁了，现在我们的夫妻生活一个月最多三次，想和他沟通，他却总岔开话题或回避，完全心不在焉的样子。我不知道我们怎么了，孩子半岁以后就这样了，感觉没有外遇，很苦恼。

答：仔细想想，你们之间一定出现了一些可能是被你忽略的事情。你的情绪怎么样？先从自己的情绪去找找看。你苦恼什么？担心什么？他为什么要岔开你的话题呢？你是怎么发起谈话的？过去好的谈话是怎样的？你需要理清下头绪才好。

明天会更好么：#如何打造幸福婚姻# 我总觉得行房事之后，工作、生活心不在焉的，到底是我记忆力减退啊，还是跟性生活有关。

答：为什么这么肯定地说，心不在焉一定是和行房事有关呢？除了身体方面的考虑，还可以看看在各方面的注意力一贯的表现，或许它和我们的心智有关。

灿烂： #如何打造幸福婚姻# 和老公结婚近三年，感觉他始终没当我是自己人，手机、电脑、存折密码都不告诉我，曾经背着我跟前女友见面，买礼物。我曾经跟他说，不喜欢他跟他以前的女朋友来往。他说叫我不要干涉，还说他自己有分寸。我年纪也不小了，想有自己的孩子，但是这样的情况，又不敢要，我该怎么办？

答： 看来你们存在一定的心理危机，但危机即转机，如果你有自信，建议你运用智慧守住你的婚姻。

冷血衙内： #如何打造幸福婚姻# 我54岁，11年前被迫离婚，丈夫有外遇。离婚后一直无法释怀过去，总是想报复前夫和前夫现在的家人。请问医生，我是不是得了心理疾病了？

答： 你的心理不平衡这可以理解，问题在于都11年了你还在纠结，这对于你的现在有意义吗？

大圈圈： #如何打造幸福婚姻# 我和老婆结婚后发现，她并不是我之前接触的那样优秀，日常生活中她也不注重打扮，失去了情趣，性生活越来越少，是我的心理问题还是她需要改正？

答： 婚姻中的问题从来都不是单方面的，问题的出现，提示我们要去面对了，积极面对问题才可以有效改善，所以建议你们好好沟通。心情舒畅了，性生活才可能丰富。

戈骅：#如何打造幸福婚姻# 我跟老公是周末夫妻，刚开始还觉得挺有新鲜感的，但是后来越来越觉得累，两个人距离蛮远，需要他的时候他不在身边，我应该继续还是放弃这种婚姻？

答：请问你们双方对此是否有充分的讨论，如果说距离会影响婚姻，这个结论似乎有些偏颇。是否还有其他的影响因素？在没有搞清楚这些因素之前，草率地离婚，是很糟糕的事情。

他的歌：#如何打造幸福婚姻# 我已经结婚两年了，可心理始终放不下前男友，总是将老公和前男友比较，现在的婚姻生活总是怪怪的，我是不是得了什么心理疾病啊？

答：比较是人类常有的心态，只是这种比较对于你现在的婚姻是否有意义呢？如果不是，那的确需要内省。

伊甸湖：#如何打造幸福婚姻# 我有点多虑，总是怀疑老公，总觉得对方会背叛自己，或已背叛自己，会离开自己。请问医生，怎么解除这种心理状态？

答：你的怀疑有什么证据吗？如果你确实经常有这种不安全感，建议你找出事实真相，只要我们敢于去面对真相，问题就不是问题。当然临床上有一种疑病症，也是需要排除的。

丁海森：#如何打造幸福婚姻# 我跟老公打算近期生小孩，

可是我想生出优质的宝宝，每次很讲究科学膳食和科学性生活，但是老公想随意发展，两个人总是为这个问题失去性趣，我们怎么调节一下。

答：其实有优生优育的观念是非常好的事情，如果我们在讨论一些方案的时候能找到一个更轻松、更愉快甚至更浪漫的方式不是很好吗？

黄豆：#如何打造幸福婚姻#　我发现爱人和他以前的恋人有联系，所以老是很不安，加上他经常在外工作，我就更加不安了，经常打电话给他，时间长了他就不高兴，所以后来和他的话越来越少了。现在，我虽已经不再生气了，但是他还是很少说话。我们应该怎么办？

答：你们都在回避问题，婚姻中遇到问题是很正常的，拒绝对话会使婚姻越来越糟糕，婚姻对话是需要学习和训练的。

66.
恋爱婚姻必须讨论的十八条

1. 我们要不要孩子？如果要，是什么时间？主要由谁负责带（送幼儿园之前）？
2. 我们的赚钱能力以及目标是什么？消费观和储蓄观会不会冲突？
3. 我们的家庭如何维持？由谁来掌控可能出现的风险？
4. 我们有没有详尽地交换过双方的疾病史（包括精神上的）？
5. 我们父母的态度有没有达到我们的预期？会不会给予足够的祝福？如果没有，我们如何面对？
6. 我们有没有自然而坦然地说出自己的性需要、性偏好以及恐惧？
7. 卧室能放电视吗？是否允许分床睡觉？
8. 我们真的能听对方诉说并且公平对待对方的想法和抱怨吗？
9. 我们清楚地了解对方的精神需求以及信仰吗？我们讨论过孩子将来的教育及信仰吗？
10. 我们能不能看重并尊重对方的父母？我们有没有考虑到父

母可能会干涉我们的关系?

11. 我的家族让你最烦心的是什么？对此你的态度是什么？
12. 对于婚前财产是否同意清楚界定？
13. 是否很勉强接受婚前性关系？那么是否已经清楚地表达了自己的勉强？
14. 一旦婚前意外怀孕，该如何计划未来？
15. 一旦决定分手，是否需要对女方支付一定的补偿费？为什么会提出这样的问题？如果同意支付，那么希望是多少？
16. 如果我们中的一个人需要离开家庭所在地到外地工作，做得到吗？
17. 我们喜欢并尊重对方的朋友吗？
18. 对于伤害对方自尊心的话，哪些是绝不能说的？

67. 情感自助每日一句

青年

○ 青年人很重要的心理训练包括：确定一个方向，专注于一个想法，每天心无旁骛地去完成一个小计划。即使一时没有方向感，能够专心致志地投入一件事情，也收获了意志力品质。特别要去留意你身边是否有贵人能给你一些榜样和指引。

○ 情感与关系决定了我们生命的品质和生命的意义。所以青年人首先要检视的是自己的情感世界里到底正性情感多还是负性情感多？前者多，你将可以最大化活出精彩。

○ 为什么我们难于去信任别人？因为恐惧还在。所以无所畏惧的人更容易信任他人。一个信任的环境存在，是源于那里有公开和公正。

○ 诚实的人会因为诚实得罪人，但还是要诚实。至少诚实带来成长的力量。诚实的美德如春天的清风，当它拂面而过时，更多的是在自己的内心播种了一粒善良的种子，而吹遍全身的舒适感会令我们为之一爽。

○ 如果你在三十岁便了解生命的意义，与四十岁、五十岁时了解这个意义之最大不同就在于获得心灵自由的时间和享受生活的时间不同。心灵自由带给人的喜悦和成长是人活着的最大价值。

○ 青年人到新岗位上，开始阶段主要是学习。而学习需要抛弃已经拥有的优越感，放下无意识老端着的架子，屈身向比我们懂得多的人虚心请教。学习需要时间，需要尝试（仔细体会不同的方法得到的不同效果），不能性急，功夫到了，方法对头，成效自然出来。

○ 不管你主观上想刻意表现什么，你的行为和结果大多数都在表现你已经拥有的东西，而不仅仅是你主观上想表现的东西。也就是说你真正有什么没有什么，有经验者几眼就把你看清楚了——葱装不了蒜。

○ 认知决定情绪，情绪导致结果。人的认知常常出现偏差，以致我们常常得不到"事实"，也找不到"道"。导致认知偏差的因素包括：个人的好恶，情感代替理智，有限的知识，有限的信息，以及个人信息处理能力，逻辑推理能力的局限性等，这些都是认知偏差发生的根源。

○ 喜欢抱怨的青年人是因为他们内心还很脆弱，他们无力处理自己的负面情绪，不知道抱怨是源于那个儿时虚假的"无所不能感"，是受挫感！受挫感这个东西一直在影响你的心理发展。凡事向外求者，一定失望，如果凡事向内求，怎么会抱怨？

○ 浮躁是时代的通病。浮躁的人不可能有高效率。智慧在静处，修静的简单方法就是打坐或者做冥想练习，哪怕每天十分钟，坚持去做吧。打坐时不必刻意去关照自己的念头，心随意转，不控制。不知不觉中，潜意识就与身体、心灵对话了。

性爱与生活

○ 性有社会的属性，在获得愉悦的同时也可能造成某些伤害。性福只发生在爱侣之间互相满足情感需求的当下，控制、恐吓不能带来稳定和谐与美好的性生活体验。性事即使不成为婚姻幸福的唯一要素，但绝不是可有可无的东西。性是重要的情感粘合剂，但没有爱的情感融入，那么性福就不存在，那只是一次"例行性事"而已。

○ 性福如果仅仅是一个人可以搞定的活，那么天下也就太平了。性福如果只是与生殖器有关，那么烦恼可以少很多。无论是社会底层的人抑或是社会精英，无不祈求获得心身合一的偶合。尽管很多人不懂得什么叫心身合一，但是当一个人拒绝将身体完全交给你，那场性活动是不是很容易成为争斗？这就是心身处于不合一的状态。

○ 可以肯定，手淫的问题与压力有关。性活动的确起到释放体内压力的作用。性张力的缓解过程，就是体内荷尔蒙升高到回落的过程。生理紧张——松弛的过程，带来精神的高度放松，性活动的自然生理性催眠的功效，让很多男性误以为它是身体放松的绝好方式，其实不然。

○ 什么是阿尼姆与阿尼姆斯？每个人同时兼具女性气质和男性气质。阿尼姆是男人体内的女性气质，而阿尼姆斯是女人体内的男性气质。生命早年,几乎每个人都是双性性欲的:既渴望是男人,也渴望是女人。成年之后,男人气质中有女性气质,而女性气质中也有男性气质。男女气质比重是不同的。一个男性身上如果女性气质占一半以上,就很容易被人认为是女性化,反之亦然。

○ 无性婚姻的存在有其存在的道理。当事人对待无性婚姻的方式除了与他们的价值观有关,还与生理条件等有关。不能简单地评价无性婚姻应该存在或者不应该存在。

○ 人类性爱毕竟是情爱的一部分,快感的真谛是灵与肉的交融,而不是服用了伟哥之后的性勾引与性征服。"性万能"与"生殖器崇拜"都不能决定婚姻幸福。自然、和谐、尊重、欣赏才是性爱的润滑剂。

○ 我们说性事很大,因为性意识、性观念、性行为关乎个人、家庭和社会。性可雅可俗,可褒可贬,全在个人知性与社会道德风俗的不同。大雅之性与大俗之性即使性形式可能相同,但是情感层次与心理健康层次却是大相径庭的。

○ 性爱对象可以没有年龄和身份的区分，也可以跨越国界，但是最难跨越的还是一个人内心对于性伴侣的欣赏与接纳程度。

○ 性是一个人完整人格的一部分，它的充分发展是人类基本需要。性的充分发展与其他发展一样重要，包括身体的接触、亲密关系、亲密情感的表达、获得快乐、温柔和爱。

○ 如果因为要报复一个女人的偶然出轨行为，自己也采取同样的方式，那么受的伤丝毫不会减轻，另外还加点内疚感和自我贬低；如果你依然爱那个女人，只需玩几天失踪，或者找一个心理医生聊聊，借此增加正性能量，提升自我价值。

○ 在生存面前矫情不行。世界并不会给女性什么特权，女性除了要承担生养的责任，一样要工作。不幸的是只有无意成为剩女的女性才有机会跻身高位获得跟优秀男性一样耀眼的成就。可见剩女有剩女的荣耀。

○ 错过了最佳婚恋时间的女性，将精力投注到学业、事业中，为自己打下了扎实的经济基础。婚恋观在转变，女人别指望找的男人都比自己强。大龄优秀女人只要找基本谈得来的人，就准备让他共享你的智力等优质资源。前提是这个男人内在是男人：有担当，疼女人。

○ 女性经常让男人匪夷所思，因为男人无法跟上女人的情感思维，所以天下有了那么多寂寞女，寂寞女于是将自己的情感更多投注于自己的灵感世界，也因此造就了很多女作家、女艺术家。

○ 没有不好的女人，如果她的原生家庭没有培育她足够自信和进取的生命态度，她就需要依靠自己来补上那一课。

○ 女人的使命不单单是生养儿女，还有一个重要使命是成为她自己。好女人是上帝赐予生命的源泉，虽然生活曾经给它投入很多的杂质，但是它有能力自净。

○ 女人的美要由心而生！无论处在哪个年龄段，三十、四十、五十岁的女人各有各的风韵，各有各的幸福。年龄不同，但美的本质却是相同的：优雅的谈吐，睿智的头脑，明智的态度，以及一切知性美的元素。

○ 中年女性最大之不幸不在于容颜日渐衰老，而在于失去了自信与自尊。宋氏姐妹所拥有的不仅仅是财富、美丽，还有智慧，这几方面的素质使她们成为女性中耀眼的明星。

男人篇

○ 男孩成为男人的过程是自然生理的过程，而是否可以担当起社会人的男性角色则是另一回事了。生命中缺乏父亲榜样的男孩，一生都可能是个男孩，他的人生将面临更多的混沌与混乱。由此可见，制造一个生命与培育一个生命同等重要。

○ 男人的性意识与他的丧失或者控制感有关。性意识时刻提醒他的存在，他的控制的存在，通过性证实一种力量，证实一种价值。具体化的性活动激起的快感，可以忘却令人沮丧的无能感、失败感、焦虑感与死亡感，这些都是构成存在的内伤。哪怕只是片刻的疗愈，男人们也会去苦苦追寻。这是男人的无意识的活动。

○ 中国文化中一直宣传男性要有成就、要出人头地。男人天生要是个赢家。今天我们看到这样的文化其实对男性是不公平的。

不公平在于：忽略人的个体差异，一味要求男性成功是不现实的，不人道的。

○ 两性的思维方式和行为方式存有天然的差异，试图改变这种差异不仅不能成功，还会引起彼此的敌视。从两性差异中发现美，从彼此欣赏中汲取爱的雨露来浇灌爱情的花朵。

○ 男人要不断地发现将自己生命延续下去的机会，这是人类的无意识努力，在文化进程高速提升之后，本我与超我被充分整合时，只有男人对性欲的管理赋予更高的道德意义和社会价值，不乱性才会成为他们的自觉。

○ 美国是使用"化学阉割"的鼻祖。目前有些国家对于屡教不改的强奸犯已经在使用这项技术了。尽管对该技术的使用争论尚存，但是保护儿童免遭性侵犯，难道不是非常人道主义的吗？

○ 人是一个有"选择性注意"特点的高等生物。你选择注意什么，就收获什么。心里有，眼里才有。换言之：你想收获什么就去高度关注什么！

○ 男生不一定要去遵循社会定义的标准去追求成功。但是没有生活目标和自律态度的男生也是很难被社会认同的。找个好女人的概率也将大大降低。

婚姻篇

○ 人生没有排练场，时间是最值得信任的天平，耐心在两边调整各自的砝码，直到婚姻中信任的发生。

○ 合作为王。婚姻如同合作社，如果合作之前商议好基本合作规则，大家知道底线不犯戒才能都受益。当然，婚姻一定有含糊之处，界限不清之处，那么只要不影响感情和信任的基础，那就保持它的混沌性好了。混沌自有混沌之美妙，水至清则无鱼。

○ 仔细盘点女性在婚姻中的角色，似乎可以根据其心智状况归为三类：一是积极学习适应角色的；二是消极被动不能适应角色的（破罐子破摔）；三是一切顺其自然的。积极学习适应角色的女性：她们采取的策略较为主动，不怕遇到问题，她们努力经营婚姻，心智水平较高。

○ 因缘聚合形成的不同情感体验都是弥足珍贵的！看似无意邂逅的背后，都有很多必然性存在。个人情感经历的丰富与升华，就是因为不断与人交织与人互动得到了启迪。如果借着人际交往中自然呈现的七情六欲，有意识的清洗灵魂中那些不着边际的、丑陋的、狭义的、猥琐的东西，生命自然就丰厚了。

○ 夫妻关系存在于一个家庭系统中，而系统要求有结构和次序，打乱了系统的次序，必然会松懈或者导致家庭结构的塌陷。

○ 夫妻间一旦习惯使用攻击性语言作为交流符号，那无疑等于对爱人放带毒的暗箭，总有一天会令人元气大伤。管好自己的嘴，不放毒，就是在行善积德，乐布施。

○ 暗恋是挺揪心的事，尤其暗恋一个男人。要不要主动出击挑明白？被拒绝该怎么办？战略是你的个人品性（价值观）决定的，你无法抗拒！而战术是可以训练的。

○ 远离自身无价值感的人！他们只能消耗你的正性能量。他们的存在还有一种功能就是练就你的宽容心和仁慈心。即使他们可能是你的亲人，如果你能量不足，在心理层面上还是可以远离他们。

○ 婚姻的本质是要满足多元性的人性需求：情感生活、性与繁衍、生存质量与自我价值、自由与平等感、个人发展等等。从低级到高级的需求互相重叠、互相影响。在婚姻中不能满足的需求，人们自觉不自觉地会在婚姻外去寻找，这就是代偿性满足的心理机制。

○ 对婚外情我们既不会赞成，也无力阻止它的发生。就像感冒，该来它就来了。与感冒不同的是，感冒不会终身免疫，得了还会再得。而女性婚外情会终身免疫，这点也许与男性略有不同。

○ 与亲密关系有关的心理奥秘：（1）我们今天的亲密关系可能反映了父母的关系状况；（2）亲密关系是我们和自己的关系的缩影；（3）离婚并不能改变我们亲密关系的内在模式。

亲子关系

○ 活在当下等于能够充分享受每一片刻的宁静，并且有能力将这种宁静的状态自然保持下去，因为无论怎样的变化都无法改变

"静"的习性。这样的妈妈对宝宝有出奇的接纳度,在照顾宝宝的繁杂琐碎事务中不急不躁。

○ 结婚生子让女性自然将精力转移到孩子身上。这是妈妈的本能吗?妈妈会不会无意识养育出一个依恋自己的孩子?孩子是否会按照父母教养的方式生活?有些看似很自然的思维、情感、行为的背后,却隐藏着很多玄妙的生物性的东西。

○ 如果母亲可以无怨无悔地充当孩子的陪伴者、支持者,无论他(她)遇到怎么样的麻烦,都给予无条件的爱与接纳,那么这个孩子在这个世界上就不会感觉孤独,并且会生活得很自信、很快乐。懂得快乐的母亲自然会养育出快乐的孩子,豁达的母亲会有大气的子女。养育者的生活态度决定孩子的未来。

○ 一切心理问题都是关系的问题,人生除了关系就一无所有。我们赤条条来到这个世界,并不是赤条条地活在这个世界的。每一个人至少都有一个以上重要关系。当重要关系良好时,我们感到安全和幸福,否则我们会感到无依无靠,感到痛苦。

○ 重压之下的儿童一定不会热爱学习和生活,所以必须给儿童自由的空间。少数父母做到了，所以上帝回报给他们一个富有活力的、可爱的小生命。"感到快乐"是父母给孩子的最大财富，不懂快乐生活的父母无论他们怎样说教都不可能让孩子得到这种巨大财富。

○ 太多退休的父母无所事事，于是纠缠自己的孩子。其实子女需要自己的空间和时间，试图插进他们生活圈对自己和子女都是不好的。以爱的名义帮助子女带孩子，是剥夺子女与他们的孩子建立亲密关系。付出是一种成长，是子女自身不可取代的一次成长。有智慧的父母千万不能取代子女承担自己陪伴后代成长的机会。

○ 给孩子万贯家产不如给孩子一个梦想。给孩子一个梦想，不如成为孩子的一个榜样。孩子成长最需要的不是你的钱袋，而是你的脑袋。

○ 孩子总是无辜的，对于出生，他们无法选择！所以父母出言不逊对他们也是情感虐待，一些受家庭暴力伤害的孩子只能用患病的方式抗争，来争取被照顾。

家庭篇

○ 家庭中流动的自由与平等的空气越多,家庭就越有温暖感。在温暖的氛围里,那些人类最担心最恐惧的情绪——孤独与无助感才能被稀释。其实每个人每天做的事情不外乎是战胜自己的无助感和孤独感。

○ 家庭暴力的背后隐藏着很深的愤怒。看清楚这些愤怒情绪的积累过程,寻找愤怒的原始成因,给愤怒更合理的释放途径,不要让之像疯牛、疯狗、瘟疫那样到处害人害己就好。

○ 多子女家庭都存在一个资源管理和分配问题。父母是资源的管理者和分配者。如果父母在资源管理分配上存在厚此薄彼的现象,就容易导致资源获得少的子女感到受虐待了。在资源有限的情况下,父母潜意识里会将资源更多地向"优势后代"倾斜,另一个极端是向弱势后代倾斜。

○ 每个家庭都存在一个看不见的边界。很像人体细胞与细胞之间的那层透明的薄膜,一旦那层膜破了,细胞会死亡。家庭边界需要小心维护。

○ 菜根谭家庭关系十谈：

第一，对老人尽你能尽的孝道，不要做任何你做不到的承诺。

第二，对于老人所讲的不入耳的错话也要敢听，可以不入心，转身就"忘记"。

第三，永远不要说伤害老人的话，即使是长辈说了伤害你的话也不要照样去说！隐忍是美德。

第四，只要自己觉得对老人尽心了不觉心虚就好。

第五，接受家庭的不公平现状，不抱怨。因为不公平自有不公平的缘由，只是你暂时无法看清楚本真而已。

第六，受惠多的自觉向受惠少的作奉献，永远不要多拿多占。

第七，任何时候都要爱你的父母和家人，因为生命太短暂了，生命的苦难太多了。爱是护佑。

第八，永远不要抱怨，所有你抱怨的东西都会加倍回到你身上。抱怨者自己也受伤。

第九，倚老卖老不对。老人一样要尊重子女，无权对子女说伤人的话。

第十，老人对物质生活不能要求过高，这会让子女感到为难。盲目攀比只能害人害己。

○ 一些男性的观念中，认为女性养育孩子、操持家务是理所当然的事情，不具有经济价值。按照经济学理论，从事人口生产也是劳动。抚养孩子、家政工作都是要投入很高人力成本的。所以生孩子的妇女、全职家庭主妇需要争取自己的合法"酬劳"。

○ 两性关系的学问是一辈子的学问，这门功课的导师是自己。

○ 家庭暴力不仅仅是一方诉诸了武力，更常见的还是家庭冷暴力或者情感暴力的发生。冷暴力让你心灰意冷如坠深渊，而使用侮辱性语言、轻视性语言或者戏弄性语言等，就等于在使用情感暴力了。

○ 无助感经常会袭击人类脆弱的脑神经。这也是人们需要朋友、友情、亲情、爱情的真正原因。不要觉得奇怪：人们一方面需要情感上的彼此连接，一方面在情感连接中又不自觉地试图挣脱连接。人既需要独处，又需要相互依存。懂得这个道理，就要给爱人适度独处的空间，包括尊重个人隐私权。

○ 男女结合之初也是角色识别的过程，谁更适合主内？谁更适合主外？这种主内与主外的能力几乎是孩童时期就决定的特质。回归到家庭的角色，更多的是明确分工，让彼此愉快地享受分工与合作。

○ 一个少年不思进取还可以得到家庭的帮助，一个青年人不思进取就会毁掉整个家庭。

○ 常常去盘点自己的婚姻情感账户：看看我们增加了些什么，减少了些什么？如果增加的"关爱"、"理解"、"支持"、"信任"、"仁慈"、"满足感"多于"抱怨"、"指责"、"攀比"、"虚假"、"浮躁"、"痛苦感"，那么情感婚姻账户就是余额多！

○ 过于相同特质的人组成的家庭也是一种限制，不利于互补。通常你缺乏什么，你就会找你缺乏的。因为不同而心生欢喜是人性的无意识。我们喜欢不同而结合，后来因为不同而争斗，那是因为我们自己还看不清楚自己的另一面。

○ 上帝让那个不同的"我"出现，是让我们学习认识它！了解它！进而喜欢不同的自己——那个出现在你生命的另一个自己。当我们欣赏那个与我不同的"自己",婚姻关系会发生奇迹。因为不同而令生活多姿多彩。

○ 年轻时我们可以不懂爱情,中年时还不懂就是弱智了。婚姻是红尘修行的最好道场。

○ 婚姻中因为未知的元素很多,变化很多,所以走进婚姻好像走进一个世界,既带给人惊喜,更带给人创造的机会。

○ 婚姻不仅仅是柴米油盐,也可以是交响乐,全看双方是以烹调艺术家的心态还是以指挥家的心态来经营。

○ 夫妻优美的双人舞是从不断踩到对方的脚开始,一点点练习到以合适的距离和速度起舞。只要婚姻的舞曲不中断,夫妻的双人舞总是可以精致、典雅起来的。

○ 恋爱的双方要互相识别,尤其是价值观上的识别是很核心的识别,价值观反映了一个人的成长历史,也是相对稳定的人格。

○ 唯有保持关系的适度黏度才是明智的态度!适度的黏度其实是

给对方充分空间的态度。无论是物理空间还是精神空间都要充分给予对方，有充分空间的关系才是最舒适的关系。真正的爱是放心，真正的爱是放手。

职场篇

○ 做好每一件事都要付出很多心力，世上绝没有无缘无故的精彩！

○ 如果领导很难令你满意也很正常。领导也有继续学习的问题。将来你也许也会成为领导。你的下属一样很难对你完全满意。大家都要调整心态。家庭中也有类似之处，你的另一半开始不会令你十分满意，彼此担待着点，相互接纳，慢慢适应，慢慢跳好"双人舞"。

○ 没有坏职业，只有坏心情。从业者的心态决定了职业发展的高度。

○ 职场上与舞场上一样，你需要找准自己的舞伴，没有好舞伴，培养一个也行！

○ 职业选择的最高境界是热爱自己的选择，并乐在其中。

○ 不知道自己适合什么工作时，就趁年轻什么都去试试。三十岁不晚，四十岁也行，五十岁时稍晚，那也值得一试！

○ 即使从事了不如意的工作也是有价值的，因为它磨炼了人的忍耐力。忍耐力也是你的宝贵财富。

○ 给上级送礼是很低级的交往形式，别让低俗扰乱了自己的好性情。

○ 职场上没有人喜欢无能的同事和助手。

○ 三种人不可深交：（1）人后论人短；（2）失信于人；（3）见钱行事，一切向钱看。他们分别属于俗人、小人和势利之人，他们不会成人之美。不要听他们怎么说，仅仅看他们怎么做就可识别了。

○ 自我尊重、自我接纳、自我成熟都是深层价值的建设目标。本质上看，人性都有自我超越的潜质，客观上看，只要与一群值得交往的朋友在一起便足以促进自我成长了。幸运的人身边总是不乏这样的朋友。

团队篇

○ 一个有长远发展愿景的企业（团体），最终取决于管理团队的核心信念——超越金钱的信念、代表真理的信念、符合社会整体利益的信念。

○ 个体如何与团体同步形成自己的独特价值？你只要扮演好自己那个独特的角色就好，清晰自己的角色，不越位是保证组织系统运行的关键。

○ 思想的越位总是驱动人们去创造奇迹，可是在多元关系中，你如果轻易越位，就是制造麻烦。除非事前举牌，明确告知与你有关系的各方，说明你越位的理由，否则将被视为"干扰系统的正常运行"。团体需要次序，次序有时等于力量。

○ 忠于自己的职责，时刻为团体最大利益考虑，如果一定要得罪人，那宁可得罪个人，也不能牺牲整体利益。

○ 伤痛是共同的情感体验，所以它很容易引起共鸣。理解了自己的伤痛，也就理解了别人。心理咨询或者治疗过程，其实是对伤痛的同感性体验的反应，并且恰到好处地带动了一次一次的转向。一个支持性团体的功能就在于此。

○ 团体（企业）一定有自己的规则和目标，个体要么认同，要么不认同，试图在中间摇晃的人很快将被边缘化。小企业做不大的根本原因是没有规则或者缺乏文化认同。

○ 个人价值感在团队中的传递形成团队影响力，价值感带来团队对于你的尊重。带着自我价值感工作的人才能够不卑不亢地享受工作本身的乐趣！

○ 一把手是总指挥、总调度，唯一的职责是让各个岗位上的人有效工作。自己总在一线工作的人，要么是小作坊思维，凡事亲历亲为，要么是手下确实缺乏能干之人。

○ 创业成本在提高，其中信任成本尤其高。诚信是金，与那些真正有诚信的人合作，等于降低了创业成本。

○ 当我们置身一个团队当中，常常会发现很多不尽如人意之处，抱怨团队不好其实也是抱怨自己不够好，真正对自己负责的态度是想想如何配合团队把工作尽量做好。这样既是忠实于团队，也是忠实于自己。

○ 优秀团队的大脑要具备三个素质：能容忍不能改变的事，有勇气去改变可以改变的事，有智慧去区别上述两类事。

○ 人人需要被理解、被支持、被接纳。一个积极的团体一定要体现极大的接纳性、温暖性、专业性，团体成员才会聚集并愿意开放自己。

○ 缺乏对自己所在团体的尊重与奉献态度的人，至少不能算是一个非常自重的人。

○ 人若想继续成长，对社会贡献大一点，应该选择和团体在一起，而与团体在一起，就一定要处理好信任与界限问题。

○ 每个人都希望背后能依靠一个更强大的力量，唯有尊重自己选择的团体，坚定地维护自己认定的团体理念，才能形成更大的能量场。

○ 无论是大人物、小人物，还是默默无闻的人物，我总是对保持理想主义精神、坚持做自己的人抱有很深的敬意。在缺乏信仰的国度，信仰是最具价值的资源。

○ 如果一个团体的领袖，真的愿意无怨无悔地支持每一个成员，跟上他的团队错不了。但要问问自己是否值得被帮助？是否有"无功受禄"之嫌？受之无愧就受；受之有愧，说明自己欠账了，记得还上。

人际交往篇

○ 糟糕的人际关系是制造苦难的战场。

○ 知道你的价值的人们会识别出你，自动靠近你，所以无需太张扬！不知道你的价值的人，他们越是远离你，反而给你更多时间反思自己。在正确的时间选择与彼此认同的人在一起——这就是"关系投资"的最大收益原则。

○ 如果能够自如而优雅地和朋友在一起，没有矫情，没有张狂，没有失言，没有攻击，只是全情地投入每一次相聚，真诚地参与。既能去尊重、理解别人，也让自己感到被认同，那么这样的关系就是建设性的关系。如果相反，相聚总是伤害了自己和别人，那为什么要保持这种关系呢？

○ 攀高现象在人际交往中很正常，问题不在于攀高本身好与不好，而在于你是否攀得上去？攀高需要的资本无外乎两样：做事的能力和做人的态度。做事的能力强，当然没话说，别人正需要你。能力不够，态度来补也行，好的态度本身就是能力，谁会拒绝一个有积极工作态度的人呢？

健康管理篇

○ 亚健康的问题其实是心理问题，是关于情绪管理的问题，是关于生活方式的问题，更是一个生与死的哲学问题。慢性疾病是被自己的不良状态吸引来的！

○ 说谎其实是很辛苦的事情。因为，一个谎话，要编十个谎话来掩饰！说谎也是我们所说的心理防御，本质上也是一种精神分裂的状态。个体高级的防御机制没有建构起来时，自然只能采用这种低级的分裂的防御机制来自我保护。可是人如果总是在分裂状态，大脑神经系统难免受损，这是很不健康的心理状态。

○ 某些身心疾病与自卑、与客体关系的丧失有关，表现为情感的压制或者过度的代偿性控制，这也是工作狂的心理机制之一。适度自卑有积极意义，而过度则变成自我伤害了。

○ 人常常需要清理的部分包括：身体层面、情感层面、交友层面、工作层面。在各个方面不断吐故纳新，才能活出清爽与自在的感觉。

○ 你要什么样的生活？你的潜意识一定要为之负责，为之无怨无悔地奉献自己的时间和精力！健康的状态就是你一定会自觉保持和自己的内心世界的一致性。

○ 心理作为一种资本已经在各个层面直接影响着我们每个人的发展和幸福！引导心理能量向自己希望的方向发力，它所向披靡。

○ 看不见的东西才具更大的力量，心理能量就是如此。

○ 大凡注重心理成长的人，一定可以成为可用之才。机会不会厚待一个缺乏美德的人，更不会亏待一个心智健全的人。

情志修养篇

○ 痛苦不是你的专利，痛苦是普遍性的存在，而长久的痛苦却是自己吸引来的，因为你把痛苦重重地刻在心里了，所以它就在那里指引你！我们具备感受痛苦的能力这说明我们是情感丰富的生命体，我们没有退行到隔离情绪的不良心理状态中。痛苦既可以成为割断命运之喉的利器，又可以成为生命的推动力。

○ 人人都需要表达：不是用语言，就是用情绪（无语的语言）；不是用积极的社会行为，就是用攻击自己的行为。总之，学会识别自己的表达方式，发展出自己最好的表达能力是生活的艺术与乐趣。

○ 认识到个人能力的局限时无需自卑，只要还有做事的态度为资本。如果一个人既没有很强的能力，又缺乏做事的基本态度，那才是一件很糟糕的事情。

○ 当我们不再恐惧丧失、恐惧失望、恐惧死亡之时，便是无尽喜悦安至之时。享受每一次相逢，也安然于每一次分离。

○ 谁不需要认同？人终其一生，无外乎是在自我认同与寻求认同的征途中跋涉着，感悟着。失去了自我认同与被认同，生命还算什么呢？所以要小心保护我们自身的自我感，同时注意保护别人的自我认同感。

○ 好的语言具有治疗的功能，助人的职业需要语言技巧，而不是简单的犀利与所谓率真就可以的。治疗师语言背后隐藏的是他的人格和心理特征，而不仅仅是专业知识和语言本身。

○ 语言是人类沟通的主要方式之一，攻击性的语言非常具有杀伤力。每人都希望得到身边人的"善意"对待，可是却很容易对别人表现出不善。善意是不带攻击性的语言表达以及允许别人保留自己观点的态度。善意需要真诚与友好的心理动机，简明而真诚，令说者心安、听者信服才是善意的语言风格。

○ 内心里很坚定地去相信一个人，不带犹豫的色彩，这份信任的能量会传递给对方，信任所产生的神力一定带给我们好运。我们去信任，我们的心也因此而宁静。

○ 阅读对人成长的影响是巨大的，"腹有诗书气自华"，一本好书往往能改变人的一生。人的精神发育史，应该是他本人的阅读史；而一个民族的精神境界，在很大程度上取决于全民的阅读水平。请问今天你读书吗？

○ 接受命运的安排不是表示软弱，而是表示对生命无常的敬畏。有了这样的平静，存在的苦难就无法伤害我们更深。

○ 很多"强迫症"培育了一个重要能力：不去为症状纠结，而是坦然带着症状生活，久而久之症状就淡化自愈了。

○ 每天都会发生一些事情自动检验我们的修行，稍一用心就会发现生活无处不修行。

○ 当身边的人愤怒时，去觉察一下自己，是否觉得难受？如果你有不安，说明这个愤怒与自己有关，越是不安，和自己的关系越大——身体不会说谎。于是通过自己的不安去看自己是怎样让别人痛苦的，体察那些愤怒对你的提示。

○ 原谅自己的错误容易，而原谅别人的错误就不那么容易；如果我们变得更加能够原谅别人，而不轻易给自己的错误找借口，我们的情感智力才足够好。这表明我们是一个内在真正有力量的人。

○ 如果能像蚂蚁一样勤奋，像天才一样专注，像孩子一样单纯，像圣贤一样修为，何以有烦恼？

○ 每一个人都需要帮助，每一个生命都值得尊重，每一份心情都有意义。以更加慈悲的态度看待身边一切发生的事情，不去指责，不去抱怨，不去猜测，只是在心底给予祝福。

○ 人内在性格、外在条件都有差异。差异即是特质。如果了解自己的特质，积极发展优势性格，那么生活的天地会更广阔。

○ 真实有时候很可怕，所以人们喜欢呆在假想中。但知道真相，接受真实才会更安心。

○ 人的高贵在于不张狂、不浮华、不自卑、不迷惘。从内心里自我接纳才是人最核心的精神支柱与能量来源。

○ 高贵的情感来自高尚的人格，高尚的人格来自普世价值观。

○ 自我实现是人生最高境界。但是如果走不进群体，放弃融入社会，拒绝自我探索，无论如何也不能成就自我实现的宏愿。

○ 构建理想情感关系的秘诀是：第一条，我们都希望保持关系；第二条，我们都认真感知对方；第三条，共同学习以更好的方式对话。

○ 亲密关系中借口逃避的人，一样要面对新的关系中许多的未知数，自己才是一切的根源。

○ 人的成长一定是在社会环境中完成的，我们所有遇到的人都在影响着我们的情感，人文环境决定了情感智力水平。

○ 人之所以不愿意做决定，一种可能是选择太多，难以做决定；另一种就是不敢做决定，因为决定同时意味着放弃。前一个障碍是"贪"欲引起的，而后一种障碍是"勇气"不够引起的。

○ 家庭建设的主体是人不是房子，把人建设起来优于装修房子。

可是人们往往热衷于装修房子，宁可忍受自身的心灵千疮百孔。

○ 允许自己有放弃的痛苦，允许自己有失败的情绪困扰，比起从来不曾大胆做过什么，从来不曾努力做过什么而言，后者才算真正活过。

○ 在情感的世界里，总有一些飘忽不定的情绪出来干扰我们，重要的是适时觉察那些不真实的情绪。

○ 一切外在的奢华、富有、美丽都是虚幻的东西，都是无常变化的东西。值得拥有，但不值得为之纵情。该拥有时一定要拥有，该放手时一定要学会放手。

○ 生活中遇见的每一件事，我们的自主反应都是一种象征，每一个象征都代表了我们内在的冲突和分裂。内在的冲突源自我们阴影的投射：接受你的心理阴影，我们反而不会被黑暗所困，所有的黑暗也会消失。

○ 练习对自己诚实，不再那么在乎面子，对生命会充满信任和希望！当面具一层一层地剥掉，伤痛一层一层地释放，封闭的心一层一层地打开，会发现你的内在确实是有力量的！只有走过释放、疗愈的过程，才能真正地接受自己，力量才会释放出来。你最害怕、最想逃避的，恰恰是你最需要去面对和疗愈的！

68. 菜根谭邀请函

生命因为没有邀请，所以有很多的遗憾发生。人最大的悲哀是没有一盏为自己点亮的心灯，不被人爱、无事可做。这或许是缘分没到。

今天有缘遇见菜根谭。我们可以邀请您吗？以情感自助的名义。

出生不能选择，但是生活可以选择。比如：自己要怎样获取幸福？自己要怎样的爱人？自己要怎样的孩子？做怎样的自己？

这里是情感交流的地方，也是梦想者聚会的场所。我们分享思想的盛宴，也分享生命成长的痛苦与喜悦。

这里不分国籍、年龄、性别和职务，我们邀请那些愿意真实地面对生活和梦想的人们，成为我们大家庭中的一员，共同见证成长的力量，铸就生命的辉煌。

有一个奇迹等待着您！有更多的缘分与喜悦等待着您！

我们的网站：http：//www.caigens.com。

后 记

我是个有些"作"的女性，做过医生，做过自由职业者，如今做心理医生、自由撰稿人、女性问题独立研究员；开办了国内首家"菜根谭情感俱乐部"、"菜根谭婚恋艺术工作室"，将满腔热情投入到助人自助的工作中。

我觉得自己像个撑竿跳运动员，还充当了自己的教练，一次一次挑战自己的各种极限：生理年龄的极限、自我感的极限、成熟度的极限。一方面好像是有些自虐，一方面是在继续成长。究竟是什么样的动力让我不断地行走在蜕变的炼狱之中？又是怎样的情结让我执着于自己认定的方向？我认为这一切缘于个人的成长经历，深入了解自己才越来越跟着感觉走，也学会了跟自己在一起。

我在自己的生活剧本中演绎了很多角色，也因此感悟了、升华了。生命的长度不好把握，但是生活的厚度是可以把握的。成长为一名合格的心理工作者需要多年的学习与自我探索，在寻找自我和人格完善的道路上我一直很虔诚地努力着。这是一场很艰难的心灵救赎行动，但体验到跋涉者的种种艰辛、无助、迷惘，还有之后带

后　记

给我的幸福与欢乐，我觉得这些体悟和收获是值得分享的。在从事职业咨询的道路上我深刻感悟到，自助成长才是个体唯一正确的道路，而成长仅仅需要一个足够好的亲密关系或者几本书和一个接纳性的团体足矣！

人可以没有所谓成功，但是不能不自我成长。本书希望为那些正在为自我情感、个人发展感到困惑的人们带来有益的启示，为他们提供一个自助工具，打开心智之门，自我成长，自我超越。

感谢挚友张国庆帮助整理了部分书稿。

菜根谭网站：http://www.caigens.com.